Covid-19 : The Greatest Hoax in History

コロナとワクチン 歴史上最大の嘘と詐欺 ④

我々はもはや戦争捕虜である!

ヴァーノン・コールマン
田元明日菜［翻訳チーム監修］

ヒカルランド

本書は２０２０年４月以降に公開されたヴァーノン・コールマン氏のサイト（www.vernoncoleman.com）の記事とユーチューブ動画のスクリプトを掲載したものである。

「まるで捕虜のようだ」と感じ始めている方は、大正解だ。

国連、世界保健機関（WHO）、ビル＆メリンダ・ゲイツ財団、世界経済フォーラムなどの金持ちたちが世界的なクーデターをけん引している。

彼らの目的は1つ。

世界を再編成し、世界政府を設立し、私たちの「ノーマル」と「歴史」を破壊し（そのために「ブラック・ライヴズ・マター」を利用）、生活のすべてにインターネットを使うよう強制したいのだ。

だから、予防接種を強制して、外出したり、買い物をしたり、医療サービスを受けたい場合にはワクチンパスポートを携行させようとしている。

つまり24時間追跡されるのだ。

新型コロナウイルスは単なる前哨戦であり、我々の恐怖心を高めることで、国民を国家の恐怖の奴隷にすることが目的だった。

これは、そのための感染訓練だったのだ。

だが、従属関係はこれで終わらない。

彼らは楽しんでいるし、まだ始まったばかりなのだ。

彼らは我々をテストし、新しい世界秩序、緑の革命、グレート・リセットのために訓練している。

我々がどこまでやれるか、どれくらい我慢できるか、どの程度まで屈辱に耐えられるかを見たいのだ。

彼らは我々の精神を破滅に陥れ、国民全員をゾンビに変えたい。

だから、世界中がゾンビだらけになってしまった。

人を死に追いやるかもしれないマスクをつけ、つけてない人をにらみつけ、ソーシャルディスタンスを守ることを主張する愚か者たちのことだ。

では、計画の全体像はどうなっているのだろうか？

最終的な計画は、世界の人口を減らし、国民から自由や権利を奪い、罪深きサイコパスの億万長者たちが運営する、新しい強力な世界政府の奴隷にすることだ。

グローバリストと多国籍企業は、すべてをコントロールしたがっている。

彼らは経済を「リセット」するために、世界的な不景気と大規模な失業を望んでいるのだ。

ロボットと世界的なデジタル通貨を求め、そして、国民全員にワクチンを打ち、注入物を埋め込んだり、肌に刻印を入れさせたりしようとしている。

計画では、すべての中小企業を排除することになっている。

というのも中小企業は面倒で厄介な存在であり、支配するのが難しく、人々が国家から独立することを可能にするからだ。

さらに、宗教の排除が行われている。

宗教は古臭くて厄介なだけだし、精神的な拠り所を奪う必要があるからだ。

だから、教会の礼拝は禁止され、誰も賛美歌を歌えない。

新型コロナウイルスの騒動がデマであることを認識している医師や政治家は、恥ずかしさのあまり、真実を認めることを恐れている。自分たちの犯した過ちのために訴えられることを恐れて、沈黙を貫いている。

これはワクチンにも同じことが言える。

ワクチンが安全でも効果的でもないことは、脳の基本機能を持つ人間なら誰でも知っている。

しかし、真実を伝えるには何兆もの損害賠償金がかかるため、作り話を維持し、私のような人々を悪者にしている。

いつか元通りに戻ることを期待しても無駄だ。
戦争は数週間、数か月では終わらない。
がっかりさせて申し訳ないが、間違いなく、私たちは戦時下にいる。
数週間で物事が好転するなどと嘘をついても意味がない。
戦争状態にあることを知ってこそ、自らを守り、敵を倒す準備ができる。
政府の約束はすべて偽物だ。
誤情報または私たちを不安にさせる心理作戦に過ぎない。
私たちは今、最悪の時代に生きている。

世界中の政府が買収され、国連や世界保健機関（WHO）、ビル＆メリンダ・ゲイツ財団といったグローバル組織に支配され、私たちが大切にしているもの奪い、奴隷にしようとしている。

過去の戦争では軍が国民を守ってくれると信じていたが、今は違う。軍は敵である。

政府の命令で、彼らは真実を抑圧している。

政治家と政府顧問は、科学、真実、現実を見失っている。

メディアは不正を暴いてはくれない。

今日、主流メディアは独裁者に味方しており、不誠実な行為を隠し、何百万もの人々が死を恐れるように仕向けている。

私たちはひとりではない。

ゲリラ軍だ。

フランス革命のときに誰かが言っていた。

「これは反乱ではなく、革命なのだ」と。

そう、私たちはレジスタンスなのだ。

この計画の目的は、私たちを奴隷化することであり、新型コロナウイルスのデマはそのプログラムの一部なのである。

現実に起きているファシズムであり、もっとも危険な状態にある。

ビジネスの世界は、これからも劇的に変化していく。

国連の新世界計画には、中小企業の閉鎖が想定されているので、自分が弱者になる可能性がある場合は、今すぐ貯蓄を増やしてほしい。

また、返済できるかどうかわからない新規の借入はしないように。

失業率は高く、高止まりするだろう。

何年もかけてスキルを身につけた人も、新しいスキルを見つけなければならない。

コンピュータやロボットはじきに人間にとって変わる。

しかも、私たちが考えているよりもずっと早いうちに。

買収されたマスメディアはできる限り避けて過ごそう。ほとんどのメディアは、偏見や誤解を招き、偏向と偽善に満ちている。BBCは地球上でもっとも悪質な裏切り組織である。

街中の店が潰れるのも想定内だ。被害妄想ではない。国連のアジェンダ21の計画なのだ。どのような未来を計画しているのか、たくさんの資料を読んだが、正直なところ恐怖しか感じなかった。

これはもちろん、グレート・リセットの一環だ。この計画は秘密にされてきたわけではないが、ほとんどの人が気づかぬうちに、ありもしない地球温暖化のニセソリューションに騙されていたのだ。

これは歴史上2番目に大きな詐欺であり、彼らのおぞましい計画を実行する言い訳として使われている。

国連、WHO、ビル&メリンダ・ゲイツ財団、世界経済フォーラムなどの金持ちたちが世界的な奴隷制度をけん引している。

私たちの未来に対するリスクは現実問題であり、あなたの家に忍び寄る恐怖だ。

国連のアジェンダ21計画は、「世界政府」のためのものだ（人口抑制が最優先事項）。

その言い訳に使われたのが「気候変動」である。

国連ははっきりと、世界教会が必要だと言っている。

個々の宗教は消えていくのだろう。

しかし、ユダヤ人、仏教徒、ヒンドゥー教徒、メソジスト、福音主義キリスト教徒、長老主義者はどうなるのだ？

私たちの中に発言権のある人はいるのだろうか？

私たちが気づかないうちに、国連は人々が好むと好まざるとにかかわらず、世界政府と世界教会を押しつけてくるようになる。

気候変動キャンペーンの目的は、世界的なリセットに私たちを仕向けることだったのだ。

それこそが新型コロナウイルス騒動が起こった理由だ。

個人的には、これまでの戦争のほうがまだマシだったように思える。

身体的・精神的な健康被害はまだ軽かった。

そしてこの戦争に勝利したとき、私たちはこのような惨事が二度と起こらないように政治システム全体を変えなければならない。

権力者たちは私たちの生活を奪うという計画を何十年もかけて企てできたのだ。

私たちも今から計画しておく必要がある。

目次

カバーデザイン　櫻井浩（⑥Design）
翻訳協力　石井桂子
須藤多恵
平澤貴大
校正　麦秋アートセンター
本文仮名書体　文麗仮名（キャップス）

Chapter 1

感染はさらに悪化する

あちこちで主流メディアが「第2波が来る」と警告している。メディアは、新型コロナウイルスのデマが騙《だま》せる限界に来ていることに気づいたのだと思う。あまりにも多くの人が詐欺だと気づいているからだ。

それに問題が多すぎる。

アメリカでは、コロナ患者の治療に吸入ステロイド「ブデソニド」を使っている医師が複数いる。実際、ステロイドや普通の花粉症治療薬もあちこちで使われている。また、ワクチンは必要ないと言う医師も増えている。

このように計画が破綻しているから、敵は「代役」を必要としているのだ。

その代役というのは、新型コロナウイルス感染症よりもさらに悪質な新しい病気のことであり、彼らはそれを利用して我々を脅かそうとしているのだ。腺ペストが再拡大するという話がまことしやかに語られているが、正直なところ、ペストは決して消え失せてはいない。恐怖の物語やコロナのナンセンスを得意とするＢＢＣのサイトでも、先日、「パンデミックの可能性を秘めたインフルエンザウイルスが中国で発見された」という見出しが掲載された。記事では、「研究者はこのウイルスが突然変異して、世界的な大流行を引き起こす可能性があると懸念している」と警告している。

もしかしたら、そのような事態になるかもしれないし、あるいは何か別のウイルスが登場するかもしれない。

唯一確かなのは、新型コロナウイルスよりも厄介でひどい疫病として報じられることだ。新型コロナウイルスは単なる前哨戦《ぜんしょうせん》であり、我々の恐怖心を高めることで、国民を国家の恐怖の奴隷にすることが目的だった。これは、そのための感染訓練だったのだ。

だが、従属関係はこれで終わらない。彼らは楽しんでいるし、まだ始まったばかりなのだ。２月以降、彼らは我々をテストし、新しい世界秩序、緑の革命、グレート・リセットのために訓練している。我々がどこまでやれるか、どれくらい我慢できるか、どの程度まで屈辱に耐えられるかを見たいのだ。彼らは我々の精神を破滅に陥れ、国民全員をゾンビに変えたい。だから、世界中がゾンビだらけになってしまった。人を死に追いやるかもしれないマスクをつけ、つけてない人をにらみつけ、ソーシャルディスタンスを守ることを主張する愚か者たちのことだ。

もちろん、彼らが第2波を必要としていることは1か月以上前からはっきりとわかっていた。人々はだんだんと恐怖を感じなくなっていて、この新型コロナウイルス詐欺が、世界征服を目論《もくろ》む者たちの陰謀の一部であることに気づく人も増えてきている。彼らはデジタルやアナログによる監視システム、ＩＯＴ（あらゆる物のインターネット化）、追跡システム、無人運転自動車、暗号通貨、オンライン教育、患者を医者から遠ざけてしまう遠隔医療システムなどで世界を支配しようとしているようだ。

こんなことを言うと気が変になりそうだが、これは明らかに真実なのだ。私は1か月前に、第2波が来ることを警告する動画を制作していた。

もちろん、これはすべて政府レベルで起こっていることだ。

世界中のどの国の政府も、自国の通貨をグローバルな暗号通貨と喜んで交換しようとはしない。政治家たちは何が起きているのか知らないのだ。これは、主要国の首脳であるボリス・ジョンソン、ドナルド・トランプ、エマニュエル・マクロン、アンゲラ・メルケルのはるか頭上で起こっている。ひょっとしたらドミニク・カミングスであれば、イギリスで何が起こっているかについて知っているかもしれない。しかし、マット・ハンコックや閣僚たちが、皆さんや私よりも知っているかどうかは疑わしい。たぶん知らないと思う。

誰がこの世界征服計画に加担していないかは、彼らが次に何が起きると考えているかを見ればわかる。イングランド銀行は、英国経済はすぐに回復すると考えているようなので、彼らは計画からは外れているし、大多数の金融評論家もそうだ。

もちろん、地球温暖化問題も陰謀の一環だ。科学的な裏付けはないのに、彼らは批判の対象にならないような3人を、地球温暖化のキャンペーン代弁者として選んだ。それがスウェーデンの少女、ちょっとおバカな王子、そして老齢のテレビ司会者である。彼らは世界中の子どもたちに、石油やガスの使用をやめなければ、クリスマス前に世界が終わってしまうと信じ込ませたのだ。

「ブラック・ライヴズ・マター」の抗議活動も陰謀の一環だ。イギリスでは、歴史的英雄が人種差別主義者だとされ、ことごとく悪者扱いされている。アメリカでは、ジョージ・ワシントンやエイブラハム・リンカーンが悪人だと言われている。警察は命令に基づいて行動しているのか、ピクニックをしている人は逮捕するのに、大勢のデモ隊がロックダウンのルールを破り、銅像や公共物を破壊しても、何のお咎《とが》めもなく許している。私たちは、歴史を過去のこととして完全に忘れ去るべきだと言われているようなものだ。

以前の世界は忘れろ。誇りを忘れろと。なぜか？　彼らは、私たちに地球市民になるという考えを受け入れさせるために、国籍を忘れさせる必要があるのだ。このような制御不能な混乱を助長する有名人は、自分が何をしているのかまったく理解していない。

彼らは私たちの行動を追跡したいので、パブやレストランに入る前に私たちは個人情報をすべて提供しなければならない。これは世界規模で起きているようだ。なんという偶然だろうか。プライバシーは過去のものとなってしまった。

彼らはようやく検査を行い始めている。そして、過去10年間に風邪をひいたことがあれば陽性反応が出るような、役に立たない抗体検査を使っている。誰かに陽性反応が出るたびに、本人だけでなくその友人全員も家に閉じ込めるのだ。さらに、その人が働いている工場、特に食品関係の工場を閉鎖してしまう。3月に私が「もっと検査をしたほうがいいのではないか」と提案したとき、私は彼らがもっと信頼できる検査方法を考案してくれるだろうと単純に考えていたのだが……。

では、計画の全体像はどうなっているのだろうか？

最終的な計画は、世界の人口を減らし、国民から自由や権利を奪い、罪深きサイコパスの億万長者たちが運営する、新しい強力な世界政府の奴隷にすることだ。私たちは皆、連続殺人犯マイラ・ヒンドリー＆イアン・ブレイディ財団の手中にある。

グローバリストと多国籍企業は、すべてをコントロールしたがっている。彼らは経済を「リセット」するために、世界的な不景気と大規模な失業を望んでいるのだ。ロボットと世界的なデジタル通貨を求め、そして、国民全員にワクチンを打ち、注入物を埋め込んだり、肌に刻印を入れさせたりしようとしている。

こんな話ばかり聞いていると、気がおかしくなると思う。自分がこんな話をしているなんて信じられないが、私は自分の言っていることは正しいと信じている。シャーロック・ホームズの台詞《せりふ》にもあるように「すべての不可能なことを排除してしまえば、どんなにありえないことでも、残ったものは真実に違いない」のである。

すべては大きな嘘《うそ》の上に成り立っている。しかし、ヒトラーが行ったように、嘘が大きければ大きいほど、普通の人にはそんな大ぼらを吹く覚悟のある人がいようとは想像もできず、したがってうまくやりおおせるのだ。

計画では、すべての中小企業を排除することになっている。というのも中小企業は面倒で厄介な存在であり、支配するのが難しく、人々が国家から独立することを可能にするからだ。

さらに、宗教の排除が行われている。宗教は古臭《ふるくさ》くて厄介なだけだし、精神的な拠《よ》り所を奪う必要があるからだ。だから、教会の礼拝は禁止され、誰も賛美歌を歌えない。そして、世界中の宗教指導者たちは、脳死状態になっているか、買収されているかの理由で、すべてのナンセンスなことに屈服している。歴史的英雄の銅像を撤去するデモはできても、賛美歌を歌うことはできないのだ。

そして、もちろん、私たちが知っている伝統的な医療をなくすことも目論まれている。例えば、英国家庭医学会は先日、パンデミックによってGP（訳注：NHSとの契約に基づき医療サービスを提供している総合診療医のこと。イギリスで病院の診療を受けるには、まずGPの診療を受ける必要がある）に好ましい変化があったと発表した。その意味するところは、診療所で診察を受ける患者が減ったということだ。彼らは「新しいシステム（GPがほとんどの患者をオンラインや電話で診察すること）がGPの負担を減らしたのか、増やしたのかを判断するには、新たな研究が必要である」と述べた。

新しい働き方が患者にとって良いか悪いかではなく、医師にとって良いか悪いかが問われているなんて。もうおしまいだ。

私は、医療機関に無料で提供できるモットーを思いついた。このモットーは、誰もが洗脳されるという今の流行にうまく合致している。

「患者に面倒をかけろ」「注入物を大事にしろ」「自分のことだけ考えろ」

GPは国民全員にワクチンを接種する計画に意気揚々としている。皆さんはなぜだかおわかりだろうか？　GPはワクチン接種によって年間何万ポンドもの収入を得ているからだ。GPは自分で接種する必要はない。実際に打つのは看護師や医療助手、あるいは通りすがりの清掃員かもしれない。

新型コロナウイルスの騒動がデマであることを認識している医師や政治家は、恥ずかしさのあまり、真実を認めることを恐れている。自分たちの犯した過ちのために訴えられることを恐れて、沈黙を貫いている。これはワクチンにも同じことが言える。ワクチンが安全でも効果的でもないことは、脳の基本機能を持つ人間なら誰でも知っている。しかし、真実を伝えるには何兆もの損害賠償金がかかるため、作り話を維持し、私のような人々を悪者にしている。

医療関連のスキャンダルは背筋が寒くなるくらい恐ろしい。乳がんを患いながら放射線治療を5か月以上も待たされている人を知っている。これは無能ではなく、犯罪である。

友人は最近、65歳以上だからという理由で抗生物質の投与を拒否された。年齢だけを理由に。これは言語道断であり、医学的にも弁解の余地のない年齢差別だ。しかし、これが新しいやり方であり、医師たちはそれを問題視していないようである。ナチスの死の天使、メンゲレ医師も最近の医療現場では快適に働けるだろう。

そして、彼らはまだ私たちとの関係を終わらせてはいない。まだ始まってすらいないのだ。多くの人々が愚かなので、グローバリストたちは自信をつけ始めている。

彼らは私たちを追い詰めている。私たちがゾンビ国民たちを説得して、真実を認識してもらわない限り、第2波が秋までにはやって来るだろう。

第2波が来るまでの間に、万が一に備えたサバイバル計画が必要だ。私たちは生き残らなければいけない。私はその計画を練っているところだ。

2020年7月10日

Chapter 2

科学ではない。プロパガンダだ！

医者は、科学をもって病気を克服したかのような印象を与えたがるが、それは単なる宣伝用の戯言《ざれごと》に過ぎない。控えめに見積もっても1万8000ほどの既知の病気があるが、その中には病気を治すことはおろか、有効な治療法もまだ存在しない病気がある。たとえ治療法があったとしても、その有効性には疑問が多い。

新型コロナウイルスの治療法が完全に混乱してしまっている状況もそうだし、私を含めた多くの人々が、有効な治療法が無視されたり、抑制されたりしているのではないかと疑っているのも不思議ではない。というのも、全国民に毎年、強制的にワクチンを接種させれば、製薬会社に何十億もの利益がもたらされるし、有効な治療法が見つかれば、そのように素敵で高価なワクチンの必要性が損なわれる可能性があるからだ。

現代の臨床医は、科学的な技術を用いてはいるものの、患者の扱いにおいては、いまだにヤブ医者やニセ医者のようだ。利益を生むが、その有効性が証明されていない既存の治療法には忠実なのに、有効性が証明されていて効果があるかもしれない技術や新しい技術には抵抗を示すことが多い。

数年前のある報告書では、医療や外科治療の85％が適切にテストされてないと結論づけられている。事実、ワープロを使うタイピストがコンピュータ科学者ではないのと同様に、医者が仕事で科学機器を使うことがあったとしても、彼らは科学者ではない。医者が利用する科学技術は素晴らしいのかもしれないが、問題は（私が今から言うことは誰にも言わないでほしい）、その科学技術の活用の仕方があまりにも未熟すぎるし、テストされておらず、非科学的であることだ。

一般的に処方されている薬であっても、適切なテストが行われていないことが多い。また、簡単な質問にも答えられないまま出回っている薬も多数ある。例えば、体重45キロの女性と体重１７０キロの男性になぜ医師は同じ量の抗生物質を処方するのだろうか？　私は何十年もの間、この質問をしてきたが、誰からも答えを得たことがない。あるいは、別の例もある。16歳の患者と86歳の患者は体の状態が異なるにもかかわらず、ほとんどの薬は双方に同じような量が処方されている。

現代の医師は、内科医であれ外科医であれ、人間の心と体を１つのものとして捉えていない（だからこそ、医療関係者はホリスティック医学の理論を取り入れるのが遅く、ストレス関連の疾患に対処するのも不十分なのだ）。そして、証拠や客観的な臨床経験よりも、希望や思い込みに頼ってしまう。

残念ながら、現代の医師は、杓子定規《しゃくしじょうぎ》な考え方しかできず、個人的な経験や解釈に左右される人があまりにも多い。というのも彼らの先人たちが2000年前の考え方をしているからだ。

大多数の患者は、定評がある治療法を使うことを医師が提案するとき、それが試験や検査を経て証明された治療法であると思うだろう。しかし、残念ながらそうではないことが多い。

まず、世界中には何万もの医学雑誌があり、たとえ専門分野を限定したり、コンピュータの検索エンジンを使ったりしても、新たに発表される論文を常に把握しておくのはどんな医師であっても難しい。

驚くべきことに、しっかりとした科学的根拠に裏付けされた医学的な治療行為はたった15％程度しかない。〝しかも〟、医学雑誌に掲載されている論文のうち、科学的に正しいとされるものは1％しかないという。

これでは科学とは言えない。7つの治療法のうち6つが科学的根拠に裏付けられておらず、臨床判断の根拠となる論文の99％が科学的に根拠のないものであるのに、どうして医師は自分たちが科学を実践していると言えるだろうか？　親切で思いやりのある医師は、冷酷な同僚の医師に比べて治癒率が50％も高いことが知られているのに、医師は自らを科学者と見なすことができるのだろうか？――治療する医師によって治癒率が変わるというのに。

プラセボ（有効成分を含まない偽薬）で、少なくとも3分の1の患者が快方に向かうと何度も証明されているのに、医師はどうして医学を科学とみなせるのだろうか？　心臓手術を予定していた患者が、ただ単に胸を切って「手術をしました」と言われただけでもかなりの割合で快方に向かうことがわかっているのに、医師はどうしたら医学を科学とみなせるのだろうか？

医学は科学ではない。医学とは芸術であり、神との融合である。しかし、最近の医学はビジネスに汚染されている。そしてお金にも。

ほとんどの医学研究は、製薬業界によって組織化され、対価をもらい、委託され、補助金を受けているという残酷な事実がある。この種の研究は、簡単に言えば、新薬に商業的価値があることを示す証拠を見つけることを目的として計画されている。こういった研究を依頼する企業は、自分たちの製品を売ることができるようにするための結論を求めており、有効性に関する証拠はそれほど気にしてはいない。製薬会社がスポンサーとなって行う研究は、真実を知るためというよりも、自社製品に良い評価を得るために行われている。ある主要な定期刊行物に掲載された研究によると、生命科学分野の研究者の5人に1人が、企業との関係を理由に研究成果の発表を遅らせたり、まったく発表しなかったりしていることがわかったそうだ。

「科学者が企業に忠誠を誓っているなら、その研究結果は『買収』されているも同然で、先入観を抱かざるを得ない」と私が非難すると、いつでも必ず同じ答えが返ってくる。「科学者はみんなやっている。企業からお金をもらっていない科学者など世界中どこを探してもいない」と。

悲しいことに、これはおそらく真実である。独立しているとされる政府機関の多くが、本来その政府機関の取り締まりの対象である大企業のために働いている（あるいはそこから報酬を得ている）男女でほとんど埋め尽くされていることが、この理由を物語っている。また、医学雑誌や科学雑誌に記事や論文、レビューを書いている医師や科学者のほとんどが、製薬会社や化学会社、会社から資金や助成金、試供品の提供を受けているという事実もある。

さらに、独立しているとされる雑誌社の多くが、企業からの広告を受け入れている。記事を掲載する見返りにお金を受け取っている雑誌があることを覚えておいてほしい。

ごく一部の例外を除いて、医学に確実性はない。患者が受ける治療は、科学に基づくよりも偶然性や医師の個人的な先入観に左右されることが多い。想定外のことは、本当は想定内のことであったかのように頻繁に起こる。医師が予後を正確に予測する可能性は、50％以下であることが多い。

先端医療技術と言われる近年でも、医師によってその治療法は無限のバリエーションがある。まったく同じ症状の患者でも医師によって処方される薬が違ったり、入院期間が大幅に違ったり、見た目には同じ病気であっても、手術の方法が違ったりすることがある。

実際に、患者が受診したときにどのような治療を受けるかは、患者が訴える症状だけでなく、診察した医師や、その医師がどこで開業しているかにも左右されるのだ。これについては十分な証拠もある。しかし、ほとんどの医師は自分の治療法には疑問の余地がないと確信しているようだ。多くの開業医や病院の勤務医は、自分の判断をあたかも石碑に刻むかのように告知している。

私がもっとも心配しているのは、今日の研究が、製薬業界によって、あるいは製薬業界のためにコントロールされていることだ。医師は疑うことをしないし、ほとんどの医師は原著論文を読まない（仮に読んだとしても、行間を読んだり、論文を正確に評価したりすることはできない）。大多数の医師は、情報の99％を、製薬会社と政府という、偏っていて、まったく信頼できない2つの情報源から得ているのだ。

複数の異なるワクチンを同一人物の体に注射しても、ワクチンの効果が実際にあるのか、安全なのか、問題は起きないのかという証拠をわざわざ探そうとする人はいない。私は『ワクチンは安全で効果的だと言う人はみんな嘘をついている（Anyone who tells you vaccines are safe and effective is lying）』という本を上梓《じょうし》したが、医学界の誰もその本に異議を唱えようとはしなかった。

若い医師たちは、自分たちが教えられたことは事実だと言われる。そして、医学は科学であると教わる（そして信じ込ませられる）。しかし、実際には、解剖学教室や生理学実験室の外、つまり医療現場では、医学に事実は存在しない。私たちの身体に関する知識のズレは、私たちの知識が及ぶ範囲よりもはるかに大きいのだ。

医学は科学ではない。アートであり、クラフトなのだ。その傍らに科学の一片がくっついているようなものだ。経済学、精神医学、心理学はすべて疑似科学であり、占星術や虹彩学のように真の科学とは無関係である。医学は、真の科学と経済学の中間に位置しており、科学ではない。

医師は科学者だと思われたがっている。というのも、それが医師に絶対的な貫禄を漂わせてくれるからだ。製薬会社も医師が科学者であると思われることを好む。なぜなら医師が作り出す治療法が、より患者に受け入れてもらえるからだ。研究者は、科学者のふりをすることを好む。助成金を得たり、メディアに説得力のある話をしたりすることが容易になるからだ。私が思うに、残念ながら現代の医学者は、商業的に受け入れられる結論をあらかじめ決めて、その結論を裏付ける事実を選ぶことがあまりにも多い。

それは科学ではなく、プロパガンダである。

新型コロナウイルスのデマが適切な議論を経ずに放置されているのは当然のことである。

２０２０年7月11日

Chapter 3 裏切り者の医師・看護師たち

騙されたと気づき始める医師や看護師たちがますます増えている。彼らは新型コロナウイルスのデマの背後に科学的根拠が欠如していることに疑問を呈しているようだ。素晴らしいことだ。私は彼らを称えたい。しかし、いったいなぜこれほど時間がかかったのだろうか？　声を上げるのになぜそこまで時間がかかったのか？

彼らの沈黙は、患者を裏切り、医療従事者としての立場を裏切り、そして彼ら自身を裏切った。このでっちあげの「危機」によって、病院や診療所の閉鎖が必要となると考えたのは、完全なるおバカさんだけだろうに。

必要な治療を受けられないがん患者を医師が傍観しているだけなんて、とんでもないことだ。国民保健サービス（ＮＨＳ）は拍手を送られるのではなく、石を投げられるべきだった。

新型コロナウイルスには毎年出るインフルエンザほどの大きなリスクはなかったのだ。

実際、数字を見れば、新型コロナよりも通常のインフルエンザウイルスのほうが、はるかに大きなリスクを抱えていたことがわかる。

今のところ、今年の新型コロナウイルスの感染者数は1000万人。一方、インフルエンザは同じ期間で10億人が感染する可能性がある。この2つのウイルスの死亡率はほとんど同じである。

しかし、インフルエンザが発生しても、病院や診療所を閉鎖することはない。つまり、明らかに政治的な動機で病院やお店、会社などが閉鎖されたのだ。そして、医師たちはそれに気づくべきだった。

また、病院を閉鎖すれば、新型コロナウイルスよりもはるかに多くの死を招くことになるし、同様にマスクを着用すれば、救える可能性のある命よりもはるかに多くの死を招くことになる。マスクをつけると血中酸素濃度が下がる。車やバスの運転手がマスクをしているのを見たことがあるが、マスクは運転手の血中酸素を減少させるので、そのうちに運転手が低酸素状態になったせいでバスが衝突するという大事故だって起こるかもしれない。

他にもある。呼吸器や心臓に疾患がある人はマスクをしなくてもいいと各国の政府が認めているのはなぜだろうか？

ソーシャルディスタンスという愚かなルールは、決して正当化されなかった。それを裏付ける科学的根拠がなかったのだ。

ソーシャルディスタンスとマスクの着用という2つの邪道を信じている人は当然、明らかに正気でない愚か者の変人か、悪の手に堕ちた人間かのどちらかだ。その大部分が左翼で、欧州連合（EU）統一を支持するファシストで、気候変動のナンセンスを信じている。

騙されたという事実に気づいた医師や看護師たちは、「口外したら罰せられると言われた」とも主張している。

確かに、公式見解に異議を唱える医師を当局が処罰しているのは事実である。イギリスで新型コロナウイルスの話に疑問を呈したために医師登録簿から抹消された医師を私は知っている。アメリカでは、上院議員でもあるスコット・ジェンセン医師が、新型コロナウイルスとインフルエンザの類似性に言及し、死亡診断書の記載方法について異論を唱えたとして調査を受けている（訳注：スコット医師は、病院が補助金を多くもらえるからという理由で、より多くの人が新型コロナウイルスで死亡したことにされていると異論を唱えた）。

また、国民全員にワクチン接種を受けさせるために、新型コロナウイルスに効く簡単な治療が禁止されたり、悪の根源とされたりしているのも事実だ。

しかし、もし大病院の医師のほとんどが声を上げれば、医師全員を登録簿から外すような官僚はいないだろう。500人の医師が真実を訴えれば、全医師の免許を取り上げることは不可能だろう。

ある勇敢なNHS職員はこう書いている。「私は病院で働いていますが、今のところ看護師も医師もお手伝いの方も誰も病気で休んでいません。また、新型コロナに感染した患者は、X線検査、CTスキャンを経て病室へと、病院中を移送されているのに、不思議と誰も感染していないのです」。

最近の医療機関には、どんな意気地なしたちが働いているのか？

新型コロナウイルスを理由に人を見殺しにしたというのは、軽い刑で済んだ戦犯が用いるような言い訳である。

しかし、少し楽観的に考えれば、この騒動によって多くの人が目覚めたし、認識したと思う。新型コロナのデマはまさに「隠されたアジェンダ」を持った人々によって考え出され実行された、政治的策略の一部だったのだ。

病院閉鎖がもたらす被害は甚大である。また、新型コロナウイルスの恐怖によって起きる精神的な問題は長期に渡って続くだろうし、もしかしたら永久に続くかもしれない。何百万もの人々が、これまでに流された嘘のせいで重度のうつ病に苦しんでいる。自殺率は急上昇するだろう。

いまだに手術室の外でマスクをしてソーシャルディスタンスを維持している医師は、皆、己を恥じるべきだ。他の大多数の人々と同様に、医師らもバカにされているのだから、医師としてのプライドが少しでも残っているのであれば、顔を真っ赤にして自分の騙されやすさを恥じ、いかに容易に邪悪な陰謀の片棒を担がされ、愚か者に見られたかを恥じ入るといい。

今こそ、医療や介護従事者が立ち上がり、医療界のトップと、何万人もの不必要な死を招いた命令を下した行政の担当者に、答えと説明を求めるべきである。

また、病院を完全に再開し、患者に「何も恐れることはない」と伝えるべきである。

なぜなら、新型コロナウイルス騒動がデマであることを認識している医師が増えているにもかかわらず、まるで恐ろしい伝染病の大流行の渦中にいるかのように振る舞う病院や行政担当者がいるからである。

ＮＨＳの最近の暴挙は、「救急科で治療を受けたい患者は電話をかけて予約を取るべきだ」と担当者が提案していることだ。ＮＨＳイングランドのナショナル・メディカル・ディレクターは、下院の医療・社会保障委員会に対し、患者がまず電話で問い合わせをして、与えられた時間枠で救急外来を受診するようにしてほしいと語ったという。

私は今、すべてを理解した。出血したり、痛みがあったり、骨がおかしな角度に突き出ていたりして、必死に助けを求めている患者でも、電話をかけ、救急外来を受診できるよう予約を取らなければいけないということなのだろう。今後のトリアージは、10代の若者が電話で行うことになるようだ。

彼らはどんな資格を持っているのだろうか？　木工仕事の中卒資格だろうか？　急な事態に動揺した患者の親族も、病院に行く前に電話で診察予約を取らなければならない。この計画は、単により多くの患者を殺すためのものなのだろうか？　病院の閉鎖だけでは十分な死者を出せなかったから？

これから何が起こるかを教えよう。

皆さんは病気のたびに、救急車を呼ぶことになるだろう。それを誰が責めることができるだろうか？

病院に関しては、英国王立内科医協会でさえ、NHSのサービスの多くが1年以上はフル稼働に戻ることはないと認めている。その結果、何百万もの患者が長時間待たされることになるだろう。痛みのある患者は、治療を受けるのに1年以上待たなければならない。待ち時間はぞっとするほど長くなり、何万人もの患者が、手遅れになるまで診察を受けられず、生きられたはずの何万もの人が亡くなるだろう。

世界中で、このデマによる死亡者数は数百万人にもなると思われる。それに比較すると新型コロナウイルスが原因で死んだ人は少ないと言えるだろう。

大多数の人は、閉め出されたり、見捨てられたり、恐怖のあまり助けを求めることができなかったせいで亡くなるのだ。

そして、亡くなった人の痛みや苦しみ、死の責任を医療従事者が負わなければならなくなる。医師は、新型コロナウイルスのデマの背後にある非科学的な戯言を受け入れるべきではなかったのだ。病院を閉鎖させる前に、医師たちは異論を唱えるべきだった。間違いがあったことを知るのは決して難しいことではなかったはずだ。

医師や看護師は、患者や自分の職務だけでなく、自分自身をも裏切っている。医療従事者に感謝を伝えるために毎週送られた拍手や賞賛を（訳注：イギリスでは毎週木曜日の夜に拍手をして医療関係者を称える「拍手運動」という活動が行われていた）受けるに値しないことを彼らは知っていたのに、喜んで受け入れていた人があまりにも多すぎた。

今こそ、医療の専門家たちが償いをするときが来た。行政や政治家に対して、不条理な新型コロナウイルスをもはや受け入れる覚悟はないことを明らかにしよう。政府の医療顧問の解雇を要求しよう。医学界の体制側にいるエリートたちも全員解雇しよう。ソーシャルディスタンスを放棄し、マスクを燃やすことを要求しよう。国民に「何も恐れることはない」と言おう。そして、彼らは患者の滞留をできるだけ早く解消するために、長時間労働を覚悟しなければならない。

本気でそうするしかないのだ。もし医師や看護師が立ち上がらなければ、彼らは本当に価値のない存在になってしまうだろう。

この動画が1日か2日でも削除されずに残って、1人でも2人でも多くの人に見てもらえることを願う。最近のユーチューブは、たくさんの動画を削除してくる。一見、政治的な検閲のように見えても、私には不公平で恣意的なものになってきているように思える。

2020年7月12日

Chapter 4

いったいどこまでやるつもりだ？

ゲシュタポが公衆衛生局と名前を変えたようだが、実態は変わっていない。突然家にやって来ては、遊んでいる子どもを連れ去り、隔離する。親がその場にいなくても関係ない。許可も必要ない。職員が「感染しているかもしれない」と言えば（「感染している」ではなく「かもしれない」）、合法的に連れ去ることが可能だ。

大人だって連れ去られるかもしれない……。今やすっかり全体主義の世界となってしまった。何年もパントマイムを演じてきたボリス・ジョンソンがクーデターを起こしたが、最終的に彼と仲間の戦犯は刑務所行きになるだろう。実に邪悪な政権だ。私たちを新型コロナウイルスから守るために、私たちの自由を奪っているのではない。事実、その原因となったあの病気は、日を追うごとに大した問題ではなくなってきている。私がずっと言ってきたように、これはインフルエンザと大差ないウイルスなのだ。

ジョンソンたちは、私たちを一列に並べて射撃するようなことはないかもしれないが、そのうちやるかもしれない。今なら何が起きてもおかしくない。しかも、感染症が脅威でなくなってきている最中にまだこんなことが起こっているのだ。多くの国で、死亡率（全ての死因を含む）は、例年の同時期の平均値よりも低くなっている。

勇気を出して真実を語る医師も増えてきている。ある医師は、「この忌まわしいウイルスが存在するというエビデンスを提示したら5000ドルをやる」とまで言っている。

ジョンソン内閣が、世界乗っ取り計画についてどれくらい知っているかはわからないが、大したことは知らないだろう。イギリスの内閣の中に、世界征服を企んでいる国連の陰謀団に選ばれるほど重要な人物がいるとは思えない。

いずれにせよ、この策略が純粋な悪であることに変わりはないし、それを止める下院議員も存在しない。人権、自由、民主主義を求めて抗議してくれる議員の声に耳を傾けようとはしないのだ。彼らは高額な給料と経費が得られる限り、庶民のことなどどうでもいいようだし、私たちのために働いてくれているとは思えない。

皆さんは、いわゆるリーダーと呼ばれる人たちの中に政治家の資質を持った人がいないことに気づいているだろうか？　まるで、指示をまったく読めない誰かが（外国語で書かれているのだろうか？）、リーダーたちを暗闇の中に押し込んだかのようだ。

同志ボリスは、国民を理由もなく誘拐し、秘密の場所に引きずり込むだけではない。今度は、自分が指示したときには、国民が必ずマスクを着用するようなルールを作るらしい。同志のニコラ・スタージョン「スコットランド自治政府首相」も湿ったキルトのように役立たない人物で、スコットランド中の店、パブ、オフィス、レストラン、精神病院でマスクの着用を義務づけた。ボリスは彼女を見習って同じことをしようとしている。

ボリスはスタージョンと同様に、「連続殺人犯マイラ・ヒンドリー＆イアン・ブレイディ財団」のメンバーで過半数が構成されている世界保健機関（ＷＨＯ）が出した改訂案に従っている――おっと、財団名を間違えた。「ビル・アンド・メリンダ・ゲイツ財団」だ。

マスクが食べ物のかけら以外の拡散防止に役立っているという明確なエビデンスはないが、マスクが死亡原因となり得るというエビデンスはある。マスクをしばらく着用すると、血中酸素濃度が危険なほど低くなるというエビデンスもある。

政府のこのとち狂った様は、世界中の多くの政府と同様に英国政府も我々の死を望んでいるからだとしか説明のしようがない。政府に屈してマスクを着用している人々は、頭が弱いだけでなく、自ら低酸素症を招いて自殺行為をしているとしか思えない。

すべてが日に日に狂っていく。もし、これが独立と自由を奪うための陰謀でないのなら、英国政府は今頃、ロックダウンやソーシャルディスタンスの原因となった予測をした愚か者を逮捕しているはずだ。ニール・ファーガソンは、コウモリやカモメのような絶滅危惧種なのだろうか？　なぜ歴史上もっとも不正確な予測をしたのに逮捕されないのだろうか？　そして、なぜ政府顧問は全員クビにされ、ロンドン塔に幽閉されないのだろうか？

どこを見ても狂気しかない。政府は今や現金はもちろん、クレジットカードやデビットカードまでも廃止して、すべての買い物をスマホのアプリで行うように仕向けたいようだ。社会主義や共産主義のファシストたちも、ＢＢＣのスタッフも、このアイデアに拍手を送るだろう（もっとも、彼らは人間ではないが）。

寛大な政府はパブの再開を許可したが（そもそも閉鎖する理由はなかったのだが……）、オーナーが利益を上げることも、客が楽しむことも禁止したため、パブはどんどん閉店に追い込まれている（政治家は自分たちのせいではないと主張している）。

それから、ソーシャルディスタンスのルールだ。子どもたちは「サイモン・セイズ」（訳注：子どもの遊び。サイモン役を1人決め、全員はこのサイモンの命令に従って手を上げる、足を触るなどの行動をするが、その命令は必ず「Simon says…」（サイモンの命令……）で始まる。もしこの言葉で始まらない命令に従った場合は失格となる）ではなく、「ボリス・セイズ」で遊ぶ。しかし、これはパーティーゲームではない。

ソーシャルディスタンスとは、ＣＩＡが考えた拷問の1つであり、うつ病、睡眠不足、脳機能の低下、感染症に対する免疫力の低下、心機能の低下などを引き起こす。ソーシャルディスタンスのルールに従うと、死亡リスクが2倍になると言われている。肥満、一日15本のタバコ、アルコール依存症に相当する数字だ。

ソーシャルディスタンスは子どもたちに深刻なダメージを与える。回復は見込めない。実際には、新型コロナウイルスよりも、登下校時の怪我や死亡のリスクのほうがはるかに高い。米国疾病予防管理センター（CDC）は、19歳以下の新型コロナウイルス感染症のリスクは限りなくゼロに近いと考えているし、子どもから大人に新型コロナウイルスが感染した例はない。無症状感染者からは他人へ伝染しないようだ。学校の閉鎖や、ソーシャルディスタンスをとるような無意味なことをする必要はなかった。なぜ、教師は子どもたちに危害を加えるようなルールを要求するのだろうか？ 個人的には、ソーシャルディスタンスルールが導入されるまで出勤しないと発言した教師は解雇すべきだと思っている。

70年前、ソーシャルディスタンスは囚人を罰する理想的な方法だと考えられていた。殴ったり、飢えさせたりするよりもダメージが大きいからだ。捕虜たちにソーシャルディスタンスを強いて孤独にさせることは、肉体への虐待と同じくらいダメージがあったと回想している。ソーシャルディスタンスが、残酷で非人間的なことであることは間違いない。実際、戦争犯罪である。

ところで、ソーシャルディスタンスの6フィートという数字はどこから来たのだろう？誰かの頭の中からというのは明らかである。聞くところによると、イギリス人はメートル法を知らないだろうと考え、マッドサイエンティストたちが面白がって2倍の数にしたという説がある。

ソーシャルディスタンスによってかえって病気が広がるなんて、ブラックジョーク以外の何物でもない。学校でのソーシャルディスタンスは、一種の児童虐待だ。マスクとソーシャルディスタンスにより、免疫システムが劣化し、集団免疫も獲得することができなくなるだろう。

先ほど教師をクビにすることを提案したが、それだけでは不十分だ。「校内でソーシャルディスタンスを守れ」と言うならば、児童虐待で逮捕されて、裁判にかけられるべきだ。政府顧問は、「ソーシャルディスタンスをやめるべきではない」と言い続けているが、その理由にまでは言及していない。こんなのワクチンが完成するまでの間、人々を怖がらせているだけではないか。政府はすでに6500万本の注射器と針を発注している。ある製薬会社は、まだきちんとテストが行われていないワクチンを製造中だ。

英国政府の主席科学顧問パトリック・ヴァランス氏が、大手ワクチンメーカーのグラクソ・スミスクライン社（GSK）に勤務していたことを思い出してほしい。それから、イギリスの最高医療責任者であるクリス・ウィッティ博士は、ビル&メリンダ・ゲイツ財団からの資金提供で研究を行ったことがある。利益相反の可能性を鑑みると、2人とも解雇されるべきではなかろうか?

ところで、自称・世界の医師であるゲイツ氏は、歌うこと、笑うこと、話すことすべてが、新型コロナウイルス感染症を広げると発言したらしい。誠に言いにくいのだが、ゲイツ氏が数年間口を閉じてくれたほうが、よっぽど世界の平和への貢献になる。

私たちは占領下にある。まだメンバーでない人は、今すぐレジスタンス運動に参加してほしい。もし公衆衛生局があなたを捕まえに来たら、暴力で抵抗するのではなく、現場を撮影しておくことをおすすめする。あるいは誰かに撮影してもらい、その映像を知人全員に送ってほしい。名前や時刻などの詳細も必ず書き留めて、家に来た役人には、「誘拐の罪で訴える」と告げてほしい。国のための行為だから罪にはならないと言われたら、第二次世界大戦末期の戦犯法廷では、そのような言い訳が通用しなかったことを告げてほしい。

2020年7月13日

Chapter 5

まだまだ規制は強化される

新型コロナウイルスで死亡する人の数は減少しているが、いまだに規制が強化されている。どの国を見ても、この時期の死亡者数は例年より少ない。この状況でもまだ邪悪な意図に気づいていないとしたら、あなたの頭蓋骨は知らぬ間に外されて、コンクリートで埋められてしまっているのかもしれない。恐怖心が煽《あお》られているのは、明らかにウイルスとは無関係で、世界政府の設立や私たちの生活を完全にコントロールしようとしているからだ。

いたるところで、人々を恐怖に陥れようとする試みが続けられている。検査プログラムが実行され、ますます多くの人がウイルスに感染している、あるいは感染したことがあると判明している。実際、検査を受けたほとんどの人が陽性のようだ。実際のところ、過去10年間に風邪やインフルエンザの予防接種を受けたことがある人は陽性になるようなので、それほど驚くことではない。おそらく、くしゃみをしたことがあるような人には陽性を示すのではないだろうか。ある検査では、ヤギも陽性になった。パパイヤで試しても陽性となった。

この検査は国連がアジェンダ21に従って思い通りの国を再建できるように、国をいったん破壊したいと考える人々にとっては都合がいい。こうして世界中で、正当な理由もなく町が閉鎖され、市民が処罰されているのである。もし政府の誰かが少しでも科学を勉強していれば、ロックダウンに意味がないことにはすぐに気づいたはずだ。うまくいくはずがない。ひどいアイデアばかりだ。これはもちろん、ニール・ファーガソンのアイデアだ。ロックダウンや病院の閉鎖は、事態を悪化させただけで、その結果、介護施設で死亡者が続出した。人々の免疫力が低下し、人々はうつになり、不健康になった。世界中で何百万もの不必要な死を招くことになるのだろう。もちろん、経済も破壊されている。

今やワクチンが聖杯のように崇《あが》められている。ワクチンに関する私の立場はとてもシンプルだ。私は真実を支持する。もし私がワクチンや薬を投与されるのであれば、当然事前にテストが行われていることを前提とする……というか要求する。リスクとベネフィットの比率が適切に検査されていることを。残念ながら、リスクがベネフィットをはるかに上回っていることは、エビデンスが示している。

長年見てきたが、とにかくワクチンを接種したい人と、ワクチンの安全性や有効性を懸念している人たちの間には、1つの大きな違いがある。前者はワクチンについて何にも調べていないのに対し、後者、いわゆる慎重派は、かなりのリサーチをし、実際に目にしたことについて警戒し、自分が言っていることを理解している。

悲しいことに、多くの医師はワクチン接種が収益性の高いビジネスであること以外は何も知らない。大多数の開業医は、ワクチン接種により年間何千ポンドもの儲《もう》けを得ることができる。実際には、医師が注射をする必要はなく、看護師やアシスタントがすればいい。

看護師や保健師に至っては、恐ろしいプロパガンダで洗脳されている。英国政府は、ワクチンによって被害を受けた子どもの親に対して賠償金を支払わなければならず、しかも重度の被害を受けた子ども1人につき12万ポンドと設定している。このことをいったいどれだけの人が知っているだろうか？　アメリカ政府は1万8000人に対してすでに40億ドル以上を支払っているが、安全であると言われている治療に対して政府が支払う金額にしては随分巨額ではないだろうか？　こういったニュースを、『デイリーメール』、『ガーディアン』、BBCで見ることはない。

ロックダウンやソーシャルディスタンスが教育システムを破壊し、全世代の子どもたちに恐怖が吹き込まれている。少なくとも2世代にわたってメンタルヘルスの問題を抱えることになるだろう。

そして計画通り、数えきれないほどの中小企業が倒産し、多国籍企業が私たちの買い物を支配する日が来る。一方で、数か月で経済は立ち直ると信じている無邪気な人たちもいるようだ。金融コメンテーターなどは、「クリスマスが来るよりずっと前に、すべてがうまくいく」と平気で言う。彼らは、ひょっとしたら歯の妖精もまだ信じているかもしれない。人々がすでにどれほどのダメージを受けているか知らないような連中だ。数々の愚策により、どれほどの損害を被っているかを知らないのだ。ビジネスがどのように成り立っているのかも知らないだろう（自分たちが操られていることも）。

あるいは、騙されているようで、実は彼らも人を騙し、操り、抑圧し、デマを流しているのかもしれない。

いや、違う。いわゆる責任者と言われる人が、無知なだけだ。パニックになっていて、何が起こっているのかわかっていないのだ。新型コロナウイルス騒動は大げさだったことを認めるのが怖くて、いまだに陳腐な議論を続けている人もいる。政治家の多くも、まったく理解していないまま行動している。反対に、すべてを知っている政府顧問もいる。

名前は伏せるが、ファーストネームが「トニー」、セカンドネームが「B」で始まる元首相で、有名な戦犯として知られているあの人物は、何が起こっているのか、そして国連の役割も把握しているのではないか？　ブレアを信用している人がこの世にいるとしたら、彼らのために、そして我々の安全のためにも閉じ込めておくべきだ。

私たちは、国連、世界保健機関（WHO）、世界経済フォーラムの背後に潜む者たちに操られている。彼らの目的は徐々に露呈しつつある。世界を支配し、私たちの心と体をありとあらゆる方法でコントロールしようとしているのだ。

一握りの金持ちや権力者がこの混乱を計画し、今も私たちの生活を厳しく統制して、滅亡させようとしている。私たちを消耗させるために古い心理トリックを使っている。まだご覧になっていない方は、私の洗脳に関する動画をご覧になるか、サイトの記事を読んでほしい。

背後に隠れて地球温暖化論の糸を操っていた人々が、今やデモや暴動、人種差別、歴史の塗り替えをコントロールしている。彼らは、この世界を破壊して、自分たちに有利なように再構築したいのだ。世界が非常に邪悪な人々に操られていることにまだ気づかないとしたら、あなたはよっぽどの世間知らずだ。

こんなことを言うと、ネットの誹謗《ひぼう》中傷者たちが大騒ぎするのは十分承知している。もし、彼らに頭脳と勇気があるのならば、ぜひ議論したいところだが、残念ながら、彼らには頭脳も勇気もない。私は、ワクチン接種や製薬会社について意見したために、主要メディアから出禁にされている。

議論と言えば、英国政府の最高医療責任者であるクリス・ウィッティ博士とぜひ討論したいものだ。喜んで全国ネットのテレビやラジオで生討論をしよう。そうすれば、多くの人々が抱いているワクチン接種の安全性や有効性に対する不安を公の場で解消することができる。まあ、博士は来ないだろうが。

皆さんは好きなように受け取ってくれればいい。もちろん、恐ろしいウイルスなど存在せず、ただのインフルエンザだとわかっている人も大勢いる。確かに、感染率や死亡率は、ごく普通のインフルエンザ並みだ。介護施設での死亡数を除けば、非常に軽いインフルエンザと大差ない。しかし、このようなことはあまり重要ではない。重要なのは、軽度のウイルスにより恐怖感が煽られ、私たちの生活が完全に支配されてしまったことだ。

この混乱から抜け出せた頃には、誰が何をしたのか、なぜそうなったのか、多くの疑問が残ることになる。ニール・ファーガソンとは法廷でお目にかかりたい。彼の予測モデルは、これまでと同様に、明らかにおかしなものだった。何の査読もせずにファーガソンの予測を受け入れた人々の顔を法廷で見てみたい。

また、顧問の中に、かつて（そして今も）ワクチン産業とつながりを持っている人がどれほどいるのかを知りたいと思う。

しかし、今すぐに必要なのは、国連やWHOをはじめとする悪の組織に潜む人々の戦術や戦略を理解することだ。いったい誰なのか、何をしようとしているのか、何を望んでいるのかを正確に知りたい。

忘れてはならないのは、私たちは戦争をしているということ。戦争では、「情報」がもっとも価値あるアイテムだ。今こそ、マキャベリの君主論、孫子の兵法、ナポレオンの戦術論を読み直すべきだ。私もこれらの本を引っ張り出したところだ。

２０２０年7月14日

Chapter 6
体、心、魂までもが狙われている⁉

新型コロナウイルス詐欺のシナリオが洗脳を専門とする心理学者によって書かれているのは明らかであり、これは軍事的には心理戦と呼ばれる。

統計によれば、新型コロナウイルスはもはや広がっていない。世界中の医師たちが、この病気が死因となることはほとんどないと認めている。実際、多くの医師が「流行はなかった」と認めている。すべてはマジックのような大がかりなデマだったのだ。

医師や看護師は、真実をメディアに話したら解雇され、二度と働けなくなると言われていたようだ。匿名での意見によると、新型コロナウイルス感染症の症例はほとんど見られず、病院はそれほど忙しくなかったことが暴露されている。数人の陽性患者が何度も検査を受けた場合、そのたびに新しい患者の検査としてカウントされていたようだ。つまり、検査で陽性になった1人の患者が、10〜12人の新型コロナウイルス感染者とカウントされていたのだ。すべてのストーリーは捏造《ねつぞう》であり、私たちは騙され、操られていたのだ。なかには、患者がいるときだけマスクをしているような病院もあるようだ。踊ったり手を叩いたりしている様子を記録するカメラが付いていない病院では、ソーシャルディスタンスのルールは無視されていた。

イギリスでは、開業医院の診療は事実上ストップし、患者は医師と話したければ電話をかけることになっている。また、事故・救急部門は、電話予約をした患者のみが利用できるようになるそうだ。

「来週の水曜日の午後、足を骨折しますので、予約を取ってもらえますか？」「では午後3時30分頃はどうでしょう？」「木曜日の晩に脳卒中になると思うので、午後10時45分に予約を入れてもらえませんか？」……きっとこんなやりとりが交わされるのだろう。

開業医や病院は、近いうちにインターネットのみでアクセスを受け付けるようになる。対面での問診は過去のものになり、人工知能にバトンタッチするのだろう。遠隔医療も登場するだろう。そして必要不可欠な手術はいずれロボットが行うようになる。医師や看護師はまだ気づいていないようだが、彼らはＡＩのお荷物になるのだろう。

店が苦戦しているのは偶然ではない。マスクを強制したり、店の床にテープを貼らせたりするのは、買い物をつまらないものにして、みんながネットで買い物をするように仕向けるためだ。現金不可にして、買い物を面倒なものにすることで、小さなお店を廃業に追い込みたいのだろう。目抜き通りの店でもこれは同じだ。

パブやレストランも、ソーシャルディスタンスやマスクを強制したり、個人情報をお客に要求したりすることで、廃業に追い込まれている。パブやレストランに一時的に訪れる人は1人や2人はいるかもしれないが、ほとんどの人はすぐにこのシステムにうんざりしてしまうことを心理学者たちは知っている。

政治家は洗脳専門家のアドバイスを鵜呑《うの》みにし、私たちをからかい、少しだけ自由を与えてはまた奪う「アメとムチ」の手法を取っている。現在は海外旅行に行っても、帰国後に2週間の隔離を受ける必要はないと言われているが、旅行中にルールが変更された場合には2週間の隔離が必要となる。検疫なしで訪問できる国のリストもコロコロ変わっている。旅行中もハラハラした状態で過ごす羽目になるなら、海外旅行なんてよほどのことがなければ計画できない。

政府の目的は、私たちを混乱させ、緊張させ、憂鬱《ゆううつ》にさせ、怯《おび》えさせることだ。そして、これらは意図的に行われている。政府はいつも私たちに嘘をつく。ベトナム戦争を覚えているだろうか？　キューバ危機は？　同時多発テロは？　実際には存在しなかった大量破壊兵器は？

しかも、その嘘はますますひどくなってきている。政治家は今、すべてをコントロールしようとしているのだ。他のエリアでも厳格なルールが導入されている。だが、地域によってルールが変わるため、どのルールが適用されるのか、どんな罰から逃れなければいいのかわからない。アメリカのある地域では、マスクを着用しないと1年間刑務所に送られる場合がある。別の地域だと、２０００ドルの罰金を払わなければならないが、実刑はない。テキサス州では、家の中でもマスクをするよう言われている。ある店では、マスクをしていないお客に警備員が銃を突きつけたらしい。カリフォルニア州では、近所の人が咳《せき》やくしゃみをしていたら、警察に通報する。制度が大好きな密告者や盗撮者は、もはや「歩く監視システム」である。

それなのに、使い捨てマスクの側面には「このマスクは、新型コロナウイルス感染症の原因となるウイルスを防ぐことはできません」という注意書きが印刷されている。当然、防げないに決まっている。ウイルスは、ハエが鶏小屋の金網を通り抜けるように、マスクを通り抜けるからだ。

「まるで捕虜のようだ」と感じ始めている方は、大正解だ。国連、世界保健機関（WHO）、ビル＆メリンダ・ゲイツ財団、世界経済フォーラムなどの金持ちたちが世界的なクーデターをけん引している。彼らの目的は1つ。世界を再編成し、世界政府を設立し、私たちの「ノーマル」と「歴史」を破壊し（そのために「ブラック・ライヴズ・マター」を利用）、生活のすべてにインターネットを使うよう強制したいのだ。だから、予防接種を強制して、外出したり、買い物をしたり、医療サービスを受けたい場合にはワクチンパスポートを携行させようとしている。つまり24時間追跡されるのだ。遠隔操作できる自動運転カーも推奨されている。スマートメーターを設置すれば、誰かが悪さをした際に電気を止められるようになる。「スマート・モーターウェイ」と呼ばれる高速道路も建設しているが、これはあえて渋滞するように設計されているのだろうか？　速度制限をたびたび変更することで、交通渋滞を引き起こせば、多くの罰金を科すことができる。さらに買い物はすべてアプリでするように仕向け、私たちを国家に依存させようとしている。大規模な多国籍企業が台頭できるように、中小企業を根絶しようとしている動きも見られる。「従業員はロボットにすればいい」と。彼らの描く未来は、私たちの愛する世界とは似ても似つかない。

新型コロナウイルスは、彼らの計画の重要な部分を占めている。新型コロナウイルスは、私たちを恐怖に陥れ、従順にさせるためのウイルスである。私たちをコントロール下に置くための心理テクニックも使われている。何より恐れるべき病は、政治の腐敗ではなかろうか。強制捜査や追跡に協力している人々は、現代版強制収容所の看守である。

世界的なクーデターが発生し、私たちの生活は甘い汁を吸いたい邪悪な人間によって管理されている。自らの利益のために世界を支配して、再設計するつもりなのだ。政治システムは、私たちを完全に裏切っている。

彼らは、まずは高齢者、中産階級、学校を排除したいと考えている。国の財産にならない人間は必要ないからだ。子どもたちの教育にはインターネットをあてがうが、その学習内容にはまったく興味がない。無意味なソーシャルディスタンスを強いるなど、残酷としか言いようがない。潔癖症、自殺願望、殺人願望、神経症、精神病など、子どもたちの心にダメージを与えるだけだ。

そうやってサイコパスができあがる。これも世界各国の心理学者や洗脳専門家が、新しい世界を作るために計画じたものだと私は考えている。子どもたちがマスクをさせられているのも不思議ではない。

当初、学校にソーシャルディスタンスが導入されているのは、無知だからだと思っていたが、ふと気づいてしまった。これは意図的な破壊行為であり、我々の理解を超えた邪悪な行為だと。ＣＩＡの拷問テクニックをわざわざ子どもたちに適用するのは、いったいどんな人間なのだろうか？　罪深き心理学者、政治家、教師たちは、戦争犯罪裁判所で裁かれるべきではないか？

それとも彼らは世界の人口を減らしたいのだろうか？　ソーシャルディスタンスを強制

し、パブやナイトクラブを閉鎖することで、男女の出会いを阻止している？ なるほど、ここ数年、当局が同性愛、トランスセクシャル、性別転換に寛容なのも納得がいく。赤ん坊の数も減るに違いない。

これらは、権力、支配、お金に絡む問題がすべて入り交じったものだ。

食料供給はコントロールされている。特に世界の開発途上国では、パニックや大量の飢餓の原因となる食糧不足が計画されている。世界中の農場や包装・流通センターが閉鎖されているのは、従業員（主に無症状）が陽性であると判明したからだ（なぜ、食品関係者が検査の対象になっているのか、皆さんは疑問に思うだろう）。

巧みに操られた気候変動論者たちのおかげで、エネルギーが大規模に不足し、長期間にわたる停電も起こるだろう。そうなると、暖房や調理器具が利用できなくなる。

最近のブラック・ライヴズ・マターのデモ隊も、警察の予算を削減するように操られている。警察の代わりに軍隊、ドローン、ロボットを導入するという計画だ。ブラック・ライヴズ・マターの参加者が、自らの生活を破壊することにつながるクーデターに協力するようコントロールされた事実は、注目に値する。

政治家は今、すべてをコントロールしようとしている。私たちの体、心、魂を狙っている。私たちが反撃しない限り、制度の奴隷になるのは間違いない。私たちは恐怖との戦いの中にいるが、憎き敵は政府、国連、ＷＨＯだ。

今こそ立ち上がろう。医師たちが「パンデミックなど存在せず、捏造されたデマだ」と発言するだけで、私たちを守ることができる。

新型コロナウイルス感染症がデマであることが明らかになれば、すべての計画はおじゃんになる。計画を操る側が同じ手口を再び使うことは不可能になるだろう。

２０２０年7月15日

Chapter 7

マスク着用者は敵の共謀者――監禁すべし

敵はますますヒートアップしている。ビル・ゲイツはモンスターたちに補助金を与え、世界を征服し、私たちをゾンビに変えようとしている。さぞかしご満悦なことだろう。政府は7月24日から、店でのマスク着用を義務づけた。この日に新型コロナウイルスが突然変異して、クリントン家の誰かさんのように危険なものになるのだろう。

だから、7月24日以降に買い物に行くときは、銀行強盗の格好をしなければならない。店員はマスク着用が義務づけられていないが、「買い物客は着用」とのこと。道化師ボリスは、新型コロナウイルスは店員には感染しないが、買い物客には感染すると思っているのだろう。店員の見分けがつく新型コロナウイルスはなんと賢いのだ！　もちろん、店員が隣の店に飛び込んだ場合はマスクをしなければならない。客になると感染するからだ。

おかしなことに、新型コロナウイルスは買い物客には感染するが、オフィスにいる人には感染しないという。このお利口なウイルスは、「あっ、買い物客だ。感染させよう」とか、「オフィスにいる人たちには近寄るな！」などと考えながら行動している。

えっ？　そんなの非科学的でちんぷんかんぷんだって？　その通りだ。賢い役人たちは、「店にいる人はマスクをしなければならないが、名前や住所を言う必要はなく、パブにいる人は名前や住所を言わなければならないが、マスクをしなくてよい」という素敵なルールを作ってくれた。もし私たちが、この歴史上もっとも邪悪な組織と戦わないとしたら、後世に笑い話として語り継がれるだろう。

さて、この突然の発表について背景を見てみよう。副主任医務官のジョナサン・ヴァン・タム教授は以前、「マスクを着用する必要はない」と言っていた。また、ビル・ゲイツが医者に向いていないのと同様に、政治家としての資質に欠けるイギリスのひょろひょろ政治家マイケル・ゴーブは、「政府は店でのマスク着用を国民全員に強制するつもりはない」と発言した。彼はやっと今、自分がバカだと気づいたに違いない。

なぜなら、我らがボリス・ジョンソンは、たった数時間のうちに、スターリン、ヒトラー、フン族のアッティラはもちろん、ドラキュラ公やチンギス・ハーンもうらやむような法律を手に入れて、突然「マスクを着用すべし」とひとりで決めてしまったからだ。

誰もが恐れていたこの病気は、ほとんど終局を迎えている。水虫のほうがはるかに恐ろしい。もし新型コロナウイルスが新曲だったら、トップ１００から外れて忘却の彼方へと滑り落ちているはずだ。

さて、ボリスが「私のブレーン」と呼んでいる「腐った池」の中で、何が起こったのだろうか？

ケンブリッジ大学のチームが行った発表を読んだのだが、彼らは「マスクをすることは効果がある」と結論づけている。さて皆さんは、その研究者の職業は何だと思うだろうか？　彼の名はリチャード・スタット。普段は農作物の病気感染をモデル化している。農作物の病気？　彼もニール・ファーガソンのような血生臭い数理モデル学者なのだろう。「我々の分析は、マスクの即時かつ普遍的な使用を支持するものである」とスタット氏は語っている。農作物の病気を研究している人物が、なぜ突然マスクの必要性を語るのか？ボリスは数理モデル学者を警戒しているはずだが、ボリスが望むような分析結果を発表してくれる学者なら、例外なのかもしれない。私の調べた限り、新年の栄誉賞リストには、爵位を授与される数理モデル学者が大量にいるようだ。

スタット氏は昨年、インフルエンザ対策としてマスク着用を推奨しただろうか？　インフルエンザによる死亡リスクは、新型コロナウイルスによるリスクとほぼ同じである。スタット氏は昨年、結核対策としてマスク着用を推奨しただろうか？　世界人口の4分の1が結核に感染しており、年間150万人以上が死亡している。新型コロナウイルスに1枚のマスクが必要なら、結核には4枚が必要だ。

「マスクの普及によって失うものはほとんどない」とレナータ・レックテ博士は言う。この種の人々が犯した過ちは、R値、いわゆる感染者数に焦点を当てていることだ。R値はどうでもいい。まったく重要ではないのだ。重要なのは「D値」、つまり死亡者数だ。Dが劇的に減少したのは、老人ホームで老人を殺すのをやめたからである。スタットとレックテが医者だったら、このことを理解していたかもしれない。なぜ彼らは農作物の研究に集中しないのだろうか？

マスクをして失うものはないって？　私は、マスクをしていて低酸素症で死んだ人を2人知っている。失うものがないというのはどういうことだろう？

これは世界の人口を削減して、ビルとメリンダ・ゲイツの心を摑《つか》むことを目的とした政府の計画である。ケンブリッジ大学がゲイツ財団から2億1000ドルを受け取っているのを知ってからは、あの農作物研究者が働いているケンブリッジ大学をどうも疑わしく感じてしまう。いたるところにゲイツ財団の気配が感じられるのだ。

要するに、マスクをする正当な医学的理由はない。マスクは身体的にも精神的にもよくない。リスクとベネフィットを天秤《てんびん》にかければ、リスクはベネフィットよりもはるかに大きい。

マスクを強制させられる理由は、私たちを抑圧し、怯えさせ、哀れな奴隷にするためでしかない。マスクを着用するということは、あなたの体、心、魂を捧げたのも同じだ。これで終わり。ゲームオーバーである。

マスク着用が義務化された今、この法律が廃止されることはあるのだろうか？　皆さんはどう考えているだろうか？　3か月後？　6か月後？　1年後？

正解は「おそらく、廃止されない」だ。ワクチンの準備が整うまで、店内ではマスク着用と言われている。5年後、10年後、15年後の可能性もある。あるいはそれ以上。例の「ニューアブノーマル」が定着するまで続くのだろう。

この先1年間で、マスクによって何人の人が亡くなるのだろう？　あなたの予想はおそらく私と同じぐらいで……政治家よりもいい線を行くだろう。

不安症の友人は、「マスクをすると発作が起きるので、買い物中は救急隊員に付き添ってもらえないだろうか？」と店員に言うつもりらしい。呼吸器系や心臓系の疾患を持つ人は、マスクをしないとマスクゾンビに襲われるのではないかと心配している。

イギリスの「ちんぷんかんぷん」担当大臣であるマット・ハンコック氏は、マスクをしていない客がいたら通報すべきだと言っている。もし通報し忘れても、おせっかいな客が密告してくれるだろう。まさに社会を破壊し、不信感を与えるための計画としか思えない。

マスクをすることで店は倒産し、ついにはオンラインショッピングに頼らざるを得なくなるのだろう。

ハンコック氏は、フランスのマクロン氏のように、「ピーターの法則」の正しさを証明している。「組織内の人材は、昇進するたびに無能になっていく」というものだ。保守党の恥こと、ジョンソン氏にも明らかに当てはまる。

総選挙を開いて、この悪党どもを政治家処理場に捨ててしまおう。ボリス・ジョンソンに比べれば、惨《みじ》めなテリーザ・メイのほうが、強さと堅実さと賢明さの分だけマシだった。自分がこんなことを言うなんて信じられないが、ジョンソンに対する軽蔑《けいべつ》がおわかりいただけただろう。おかしな芝居は芝居ではなかったのだ。ご想像の通り、愚かなボリスは明らかに脳みそが足りない。心理学者たちは、「フェイスカバー」という表現のほうが、「マスク」よりも受け入れられると政治家にアドバイスしたようだ。顔の下半分を覆う「マスク」と顔の下半分を覆う「フェイスカバー」が同じであることに、国民が気づかないと思っているのかもしれない。

悪の政治家ボリスよ。あなたは無知で、国民を騙している、二枚舌の裏切り者だ。もし心理操作専門家がマスクのことを「レモンメレンゲパイ」と呼ぶように推奨しても、国民はそれが嘘だと気づくだろう。

マスク着用とは、「手洗い、ソーシャルディスタンス、ステイホーム」とともに実践されるある種の悪魔の儀式ではないのか？　私たちが政府との戦いに勝利しても、ボリス・ジョンソンの背信行為や有権者を裏切った行為を決して忘れてはならない。ジョンソンとブレアは戦犯候補者となるだろう。恐ろしいことに、すでに多くの国民が愚策にひっかかっている。

先日、車で近所のスーパーに行ったときのことだ。マスクを着用しているある人は、まるで何かの金賞をもらったか、給食の牛乳係に任命されたかのような、得意げな顔をしていた。他の着用者は、まるでレジにたどり着く前に死んでしまうのではないかと思うほど怯えていた。

スーパーの外でも、マスクをしている人を何人か見かけた。4～5歳の子どもを連れた若い夫婦を見た。3人ともマスク着用。ティーンエイジャーのカップルもマスクをしていた。中年も、老婦人も。明らかに手作りマスクだ。奇妙なことに、マスクをしている年配の男性は見かけなかった。なぜだろう。

この町はとても悲しそうに見える。スーパーを除けば、開いている店は2軒のネイルサロン（どちらもガラガラ）と金物屋（客は私だけ）、そして慈善団体が運営するリサイクルショップだけだった。それ以外の店はすべて閉まっていた。おそらく永久にクローズだろう。

「マスク着用者は、神の偉大なる創造物からはほど遠い存在だ」と言っても、責められないだろう。しかし、本当に悲しいのは、マスクゾンビたちがあまりにも愚かで、情報に疎いため、自分たちがコントロールされていることに気づいていないことだ。

ゾンビの中には、自分が人の命を助けていると思っている人もいる。いくらマスクの危険性を伝えようとしても、「外科医だって手術室でマスクを着用している」と言い返されるだけだ。まるで外科手術と関連性があるような口ぶりだ。外科医がマスクをしているのは、傷口に唾液が入るのを防ぐためだ。外科医は感染症を防ぐためにマスクをしているわけでもないし、一日中マスクをしているわけでもないし、手術室の外でマスクをしているわけでも散歩中にマスクをしているわけでもない。

ゾンビたちはマスクを着用することで、自由と未来を搾取する犯罪者たちの片棒を担いでいることに気づかないのだろう。

マスクをしている人は、最悪な人間たちに協力している、意気地のない愚か者である。専門外のことにまで口を出す、ＩＱの低い研究者たちが行った独自の調査を見れば、マスク着用者に自分で考える能力がないことが明らかだ。あまり賢くはなく、太鼓持ちであり、子どもの頃に強制収容所の看守になることを夢見ていたような人たちである。自ら何かを達成することもない。彼らはサドで、頭でっかちで、欧州連合（EU）に傾倒している残留派だ。マスクをかぶって、ゲイツやソロス、ロスチャイルド家やロックフェラー家、ブレア、クリントン家にひざまずく、魂の抜け殻だ。

私はゲイツに関する動画を2本公開している。まだご覧になっていない方は、ぜひご覧いただきたい。最初の動画のタイトルは「ちょっとチクッとしますよ　パート1」、そして、驚くべき内容が含まれた2つ目は「ちょっとチクッとしますよ　パート2」だ（スクリプトは第3巻に掲載）。

マスメディアは、ビル・ゲイツを「慈善家」と呼ぶ。BBCと『ガーディアン』は、ゲイツの富を共有しているので、おそらく「聖ビル様」とでも呼んでいるはずだ。そうであれば、オックスフォード辞典の「慈善家」という言葉の定義を修正してもらいたい。「慈善家とは、他人のための福祉にはまったく関心がなく、多額の寄付金をつぎ込んで権力を手に入れ、さらに金儲けをしようとする邪悪なペテン師のことである」というのはどうだろうか？　この同義語は、「ヌルヌルした単細胞生物。通常うす汚れた池の底に生息している」だ。今度、「慈善家」を見かけたら、この定義をぜひ思い出してほしい。

マスクをしてうろうろしているマヌケは、悪のゲイツにひれ伏していればよい。私の考えでは、試験管に入れてマダム・タッソー蠟《ろう》人形館の「恐怖の部屋」に閉じ込めておくべき危険な存在だ。母親たちは子どもたちをそこに連れて行き、「悪とは何か」を教えればいい。

「恐怖の部屋」の候補者はまだまだいる。ブレア、忌々しいクリントン夫妻、うす汚いオバマ、その他の悪党たち……。ああ、惨めなボリス・ジョンソンも加えておこう。

何も考えていない愚かなマスク着用者たちもその共犯であり、戦争が終われば戦犯となる。彼らのほとんどは政治的に無知なので、ナチスによって設立されたのがEUであることを知らずに残留に投票してしまった。戦後ドイツがヨーロッパを支配する目的で作られたのがEUなのだ。

最後に、私のマントラを唱えてお別れしよう。

バカげたマスクはいらない
殺人的なワクチンはいらない
ソーシャルディスタンスはいらない

この言葉を覚えて、私たちを引きずり降ろそうとしている者たちに共有してほしい。かすかな希望を見出したあなた方が知恵と勇気と誠実さを結集すれば負けはしない。

そして、もう2つ言いたいことがある。

1つ目は、私のユーチューブチャンネルがあまりにも急速に成長しているため、新しい動画の通知が皆さんに届いていないようだ。これは技術的な問題だろう。私たちはリサーチ、執筆、編集、録画を行い、毎日午後7時に新しい動画をアップロードするようにしているが、寝る時間も食べる時間も、メールに対応する時間もほとんど取れない。

次に、このチャンネルや私のサイトにはスポンサーがついていないが、今後も広告料を受け取らないつもりだ。チャンネルやウェブサイトのスケールがどんなに大きくなっても、外部からの資金が入ることはない。何年も前に身売りをして、時刻すら信用できないBBCとは違い、このチャンネルは真の非営利公共サービスチャンネルと言える。私たちは真実を専門とし、それに少しのスパイスを加えて提供したいと思っている。偏見やフェイクニュースは、BBCの高給取りに任せよう。

2020年7月16日

Chapter 8

60億人殺害計画とその方法

全員がマスクを着用し、ソーシャルディスタンスをとり、真の奴隷になれば、クリスマスまでにはすべてが正常な状態に戻ると信じている人たちがいる。

この24時間の間に、私は3つの記事を読み、失望した。これらの記事では、私たちが言われた通りに行動すれば、新型コロナウイルスはいつのまにか姿を消し、誰もが仕事に戻り、経済は好景気になり、順調に回復に向かうだろうと書かれている。今後1年以内に増税があるという話にショックを受けた人もいる。だが、この人たちは知っているのだろうか？　ゴールドマン・サックスの元社員で、現在はイギリスの首相を務める人物が、うっかりばらまいていたあのお金がどこから来たと思っているのだろうか？

もちろん自転車に乗るときにも、当然ソーシャルディスタンスを忘れてはいけないし、ワクチンの準備ができるまではマスクをしていなければならないかもしれないが、それ以外はすべて普通に戻ると言われている。

いったい、彼らの頭蓋骨の中には何が入っているのだろう。お粥《かゆ》だろうか？　それとも梱包材《こんぽうざい》の発泡スチロールやプチプチだろうか？　少なくとも脳みそではないだろう。世界を支配しようとしている人々、億万長者、もしくは、これから億万長者になりたい人々(便宜的に「敵」と呼ぶことにするが)は、世界の人口が多すぎるので、5億人くらいに減らすつもりでいる。

現在の人口は約70億人なので、少なくとも60億人は余剰であり、不要であり、この世界という舟には必要ないという意味だ。この考えには優生学的な要素が含まれているため、おそらく弱者や貧困層、高齢者や病弱者が排除される。

では、どうやってこれを実現するのだろうか？　恐怖を煽っている無知な気候変動論者たちは、私たちの死を望んでいる人たちの片棒を担いできた。子どもたちや愚か者たちは洗脳され、地球温暖化は人間が引き起こしたと信じている。石油やガスの使用を減らせば、飢えや寒さで死ぬ人が何億人も出てくるというのに……。

敵が再び「プランデミック」をコントロールすることは間違いない。忌まわしいゲイツ夫妻はすでに、次のパンデミックのことを口にしている。そして、ビルがこの予言をしたとき、2人はニヤリと笑っていたように思えた。

なに、簡単なことだ。新型コロナウイルスが突然変異したと言えばいいのだ。あるいは、豚ウイルスやカッコウ・ウイルス、あるいはゲイツ・ウイルスなど、何でもいいから不愉快なものを原因にすればよい。

本当に恐ろしいウイルスを用意する必要はない。本当に恐ろしいウイルスなら、億万長者も殺してしまうからだ。

私は、ウイルスが原因の健康被害がこれからもっと出てくるのではないかと予想している。事前に計画された新型コロナウイルスの第2波でなければ、何か他のものが原因になるだろう。1つの危機をでっちあげることに成功したのだから、さらにたくさんの危機をでっちあげることができる。

必要なのは優れたマーケティングである。BBCのような組織は、敵が必要な都市伝説やフェイクニュースをどんどん流してくれるだろう。BBC、『ガーディアン』、『デイリーメール』は、タピオカを次の脅威にするかもしれない。

世界人口削減計画も、ソーシャルディスタンスもうまくいっている。だが、その結果、病人や死人が出ている。CIAは、ソーシャルディスタンスこそが国民をコントロールするためのもっとも強力な武器であることを知っている。老人ホームでは大量殺人が行われている。病院は理由もなく閉鎖されたので、大量の病人が亡くなった。

ロックダウンでは、すべての人を軟禁し、隔離することで免疫系にダメージを与えている。戦争捕虜たちは、肉体的な拷問よりも隔離のほうがダメージが大きいと言っている。ストレスや不安も免疫系に悪影響を及ぼす。

マスクはかなりの数の人を殺すだろう。血中酸素濃度が下がり、呼吸器系や心臓疾患を持つ人は死んでしまう。外科医もマスクをしているが、意味がまったく違う。女性運動家たちがブラジャーを燃やしていたように、マスクも燃やしてはどうだろう。もちろん、環境に配慮した方法で。

一日に何十回も使う除菌ジェルが、人によっては凶器となる場合がある。まだご覧になっていない方は、手指消毒剤に関する私の動画や記事を読んでほしい（スクリプトは第3巻に掲載）。

また、冬の寒さもあるのに、ガスや電気も止めるつもりのようだ。その結果、多くの人が凍死するだろう。

しかし、敵の最大の武器は食料だと思う。彼らは人口を激減させようとしているのだ。だから食糧不足が起こり、値段がどんどん上昇する。地球温暖化のせいではない。まぎれもなく、新型コロナウイルスのデマの「副作用」だ。

世界中で食料が不足している。世界でもっとも重要な主食である米の価格は70％も上昇している。米国の食料価格は高騰しており、今後も高止まりし、さらに高騰する運命にある。食糧生産が盛んな国は、輸出をストップしている。例えば、ベトナムは自国での食料供給が必要なため、輸出を中止している。しかし責めることはできない。これをナショナリズムだと非難する意見もあるが、同じ状況になったらどの国だって同じことをするだろう。

問題の原因は、インフルエンザと変わらないウイルスに対する過剰反応であり、その結果、何百万人もの死者が出るだろうし、さらにロックダウンによって、おびただしい数の人々が亡くなるだろう。

食糧不足による世界の死亡率は、数億人、最終的には数十億人規模になる。アフリカやアジアでは、かつてないレベルの飢餓が発生するだろう。大規模な飢餓にもかかわらず、穀物生産国はアメリカに安く売り渡すのではないかと心配だ。「ブラック・ライヴズ・マター」のデモ参加者は、セシル・ローズの石像（訳注：セシル・ローズはイギリス帝国の植民地政治家。植民地支配と人種差別の象徴だと反発する学生や活動家たちが以前から、石像の撤去を求めていた）のことなど忘れて、史上最悪の大量殺人の犠牲者となるアフリカの人々を助けることに専念したほうがよい。

では、いかにして新型コロナウイルスが食糧不足の原因になるのだろうか？　説明してみよう。世界中の加工工場や流通センターが、まったく怖くないウイルスに過剰反応して、混乱に陥っているのである。

世界中では、ますます多くの検査が行われている。その検査は、ゲイツ、クリントン、ソロスと同じくらい信頼性が高いにもかかわらず、評判はいまいちだ。おかしなことに、公務員や税務署員よりも、農場や食品流通センターのほうでより多くの検査が行われているような気がする。食品にウイルスが付着する可能性は、月がチーズでできている可能性とほぼ同じなのに。

農場や倉庫は、1人でもインフルエンザのような症状を示すスタッフがいれば、閉鎖されてしまう。配送システムにも大きな影響が出ており、ドライバーも同僚も全員2週間自宅待機させられる。

その結果、膨大な量の野菜や果物が廃棄されている。サプライチェーンが止まってしまったため、何百万もの動物が埋められたり燃やされたりしている。なんとアメリカが牛肉を輸入しているのだ。

私たちを奴隷化するための世界的なロックダウンと「軟禁」によって、何千もの農家が作物を収穫できなくなっている。特に果物は畑で腐ってしまう可能性が高く、牛乳も廃棄されている。輸送を規制することで、余剰食料を食料不足の地域へ運ぶことが難しくなっているのだ。自宅にいる労働者に農作物の収穫を手伝わせればよかったのに、政府はそうしなかった。

なぜなのか？　貧乏人と弱者を根絶やしにするためだ。

いずれ果物や野菜が大量に不足し、価格が高騰する。イギリスではそのうち、偏狭で無知な欧州連合（EU）残留派（ファシストのEUファン）が、食料不足の原因を「ブレグジット」のせいにするだろう。ハゲができたり、鍵をなくしたりしても、すべてブレグジットのせいだ。アメリカのメディアは間違いなく食糧不足をトランプのせいにするだろう。

残念なことに、食糧不足は世界的な規模となる。世界中でほとんどすべての食品が不足することになる。これは、EUとゲイツがバックについているBBCのような2流メディアの作り話ではない。現実の話なのだ。その他の要因もあいまって、食糧不足はさらに悪化する。

景気が徐々に回復する頃には、石油価格は間違いなく上昇している。なぜなら、すでに供給量は枯渇しており、ほとんどの石油会社は新たな探査をあきらめているからだ。石油価格の上昇は、すなわち輸送コストの上昇を表し、食料品の価格の高騰を意味する。

私がこのような話をするのは、皆さんを脅かすためではなく、何が起こっているかを知ることで、アクションを取ることができるからだ。

米やパスタのような賞味期限の長い食料をストックしよう。乾燥食品や缶詰もおすすめだ。食べた分は、また買い足せばいいのだ。

政府は備蓄するなと言うが、軍隊だって必要なときにその都度弾丸を買っているわけではない。庭で野菜や果物を育てるのはとても良いアイデアだが、誰かがフェンスを越えて盗んだりしないように気をつけてほしい。市民菜園はおすすめしない……育てた作物を収穫できる可能性は低い。盗まれてしまうから。また、普段からビタミンやミネラルを摂取している方は、サプリメントを買い溜めしておくのもいいだろう。

誰も知らないだろうが、私は天邪鬼《あまのじゃく》なので、パニックが起きていないときにこそ、買い溜めをするべきだと思っている。

ここでのアドバイスが、皆さんのお役に立てば嬉《うれ》しい。あなたやご家族が生き延びるためにも、今から少しずつ食料を備蓄しておくことをおすすめする。政府は自らの世話をしているのだから、私たちもそうする必要がある。これは利己的なことではなく、生き残るために必要なことだ。食べるものを買って、保管しておくだけのことだ。失うものは何もない。もし私の予測が間違っていて、食糧不足にならなかったなら、保存した食料を食べればいいだけのことだ。

政府が食糧難を呼びかける頃では、もう遅すぎる。

それから、この動画を見るよう家族や友人に伝えてほしい。以前、私が食糧不足についてユーチューブで警告したとき、アップロードから数時間以内にパート1の動画が削除された。不思議なことに、2回のシリーズなのに、2つ目の動画は消されずに残っている。覚えておいてほしい。今すぐ食料を備蓄すること。パニックになってからでは遅すぎる。

２０２０年7月17日

Chapter 9 なぜユーチューブは政府の嘘を隠蔽するのか？

ユーチューブが始まった当初は、一般の人々が新しいアイデアを発表できるなんて、なんと良いプラットフォームなのだろうと感心していた。私の動画の多くがまだ視聴可能であることにも感謝している。

しかし、今ではこのプラットフォームが、人類を滅ぼす悪魔崇拝の道具になっているのではないかと恐れている。

ローラースケートを履いてバカなことをしても、木からプリンの樽《たる》に飛び込んでも、あなたの動画が消されることはない。ユーチューブは下品な動画や痛々しい動画は検閲しないが、言論の自由、独創的な思考、公開討論は認めていないようだ。なぜ動画を削除するのか、まったく理解できない。私の動画もたくさん削除されている。実際、医師が作成した動画や、新型コロナウイルスに関する公式見解に疑問を呈した医師の動画も削除されている。

もっとひどいことに、いくつかのチャンネルは完全に禁止されてしまっている。例えば、デイビッド・アイク氏のチャンネルもそうだ。これは、もっとも極悪非道な例と言える。ユーチューブの検閲ポリシーについては、「なぜユーチューブは私の動画を削除したのか？」で説明している（スクリプトは第1巻に掲載）。

ユーチューブは世界保健機関（WHO）のポリシーから外れたものを禁止しているようだが、WHOの指示は法律ではないし、議論の余地がある。だが、ソーシャルディスタンス、マスク、予防接種などを扱った動画は削除される可能性があるようだ。

まさか6文字以上の単語を含む動画を検索して、「長ったらしい単語を含むものは危険」といった信じられない基準で削除しているのではなかろうか。プリンやローラースケートで騒ぐティーンたちの動画は削除されないのに、真面目な意見を述べている動画は、編集室でカットされて床に投げ捨てられるようだ。私は「知ってもいいけど言えないこと（Everything you are allowed to know but I can't tell you what about）」と題した動画を作成したが、これもユーチューブのポリシーに引っかかったようだ。

頭の弱い荒らしが書き込む誹謗中傷は無視できる。明らかに無知なマヌケ集団など相手にしない。彼らの嘘やごまかしは、あからさまで笑えるくらいだ。誹謗中傷といえば、私のウィキペディアのページに書かれた誹謗中傷はすべてスクリーンショットに保存してある。これも動かぬ証拠だ。

しかし、言論の自由の検閲は、私たちに残されたわずかな自由を脅かす行為だし、実際そうだ。インターネットが重要なのは、ご存知の通り、主流メディアが買収されてしまっているからだ。BBCはいつだって擁護できないものを擁護してきた（EUやビル・ゲイツから資金を得ているからだ）が、他のテレビ局や全国紙までもが、世界を支配しようとしている邪悪な陰謀集団に、ひざまずき屈服している姿に、私はショックを受けた。

ユーチューブが言論や議論の自由に対する姿勢を改めてくれることを切に望む。もしそうでなければ、悲しいことに、この騒動が終わって、元の世界と自由を取り戻したときに、敵に身を売ったような組織は居場所がなくなってしまう。ユーチューブは敵側の肩を持ったのかもしれないが、私の経験からすると、彼らが最終的に勝利者になれるとは思えない。

一方で、私たちはきっと黙っていられないだろう。もし演説台にするための木箱を探したり、街角に立ってビラを配ったりする人が必要なら、私がやろう。

私たちはこの社会を築いてきた。それが私たちの責任だから。もし私たちが黙っていれば、悪は私たちの恩恵を受けて悪事を働く。

身の回りの邪悪なものに「やめろ」と叫ぶのは、いつも私たちの役割だった。私たちは皆、声を上げる義務がある。もし私たちが黙っていたら、この世界を堕落させ、破壊する悪になってしまう。

銀の財布で買われたのか、戦争の本質を理解できないほど無知だからなのかはわからないが、バカにしてあざける悲しい人たちなど無視しなければならない。軽蔑や嘲笑《ちょうしょう》、侮辱にまみれ、当然のことながら支援や励ましの精神もない人々のために、がっかりする必要はない。

歴史を振り返ればわかる通り、想像力に富み、思慮深く、創造性に富んだ人物は、常に苦境に立たされている。自分の頭で考え、その考えを共有しようとしただけで、嫌がらせや迫害を受けた例は数えきれないほどある。

悲しいことに、私たちの世界では、独創的なもの、挑戦的なもの、刺激的なもの、情熱的なものはあまり歓迎されず、イエスマンが好まれている。既成概念に反論する者は、異端者とみなされる。因襲打破主義者は、いつの時代でも歓迎されない。

中国の哲学者である孔子は、君主に解雇され、彼の本は燃やされた。彼の本を30日以内に燃やさなかった者は反逆者の烙印《らくいん》を押され、強制労働を課せられた。そんな時代から2500年あまり経った後でも、孔子の影響力は危険視され、毛沢東主席は彼の著作を批判している。

ギリシャの哲学者ソクラテスは、デルフォイの神託でもっとも賢い人物と評されたが、アテネの若者を堕落させたと非難され、「好奇心を示し、地下や天上にあるものを追究し、悪事を曲げて善事とし、これを人に教える人」という悪事を働いたとして逮捕された。ソクラテスは死刑に処せられた。

イタリアの詩人ダンテは、フィレンツェから永久追放、戻ってきたら火あぶりに処すという宣告を受けた。

ユダヤ教組織は、脅しや賄賂でスピノザを黙らせることができず、アムステルダムでスピノザを破門した。スピノザは、党派的な考えに従わず、他人に強制された考えを拒み、知的独立性を維持することを主張したからである。スピノザとその著作は、「反逆者のユダヤ人と悪魔が地獄で作り上げた」と糾弾されたのである。

17世紀のイタリアの数学者、占星術師、科学者であるガリレオは、「惑星は太陽の周りを回っている」と主張したコペルニクスを支持したことで、全権を牛耳る教会とトラブルを起こした。

16世紀に医学に革命を起こしたフィリップス・アウレオールス・テオフラストゥス・ボンバストゥス・フォン・ホーエンハイム（友人たちはパラケルススと呼んでいた）は、ヨーロッパ中に敵を作った。パラケルススは、ヒポクラテス以降の医学にもっとも大きな影響を与えた人物であるが、体制側は彼をトラブルメーカーと呼んだ。

オーストリアの産科医イグナッツ・ゼンメルワイスは、産褥熱《さんじょくねつ》は医療従事者が消毒を実践することで解決できると訴えたが、実践的な手順を批判したため、医学界から追放されてしまった。

ジョン・スノウ博士は2つの大きな戦いに挑んだ。彼は出産時の女性に麻酔を導入したことや、公共の水ポンプがコレラの発生源であることを突き止め、ロンドンでのコレラ蔓《まん》延《えん》を防いだことで有名である。この2つの戦いで、彼は敵を作った。

ヘンリー・デイヴィッド・ソローは、心優しく賢明な哲学者だが、自分の理想を貫いたために投獄された。

皆、私にとってのヒーローだ。だが、独創的な思想家や、枠組みに収まらない人たちは、この世界ではうまくいかないようだ。読者の皆さんも、私と同じように一般的な枠組みに収まりきれない仲間かもしれない。

歴史は何も変わらない。今日の世界には、無能で凡庸な人間がはびこり、官僚と押しつけがましい社会によって支えられている。官僚や当局の間では、無能と平凡こそが美徳となっている。それにふさわしい愚か者が、平凡をあがめ、退屈を崇拝する。

普通とは違うこと、奇抜なことは軽蔑され、嘲笑される。政治家は、新しい考えや挑戦を恐れている。革新、創造性、想像力を拒絶し、慣習、快適、平凡を好むのである。繊細な人、思慮深い人、想像力豊かな人、思いやりのある人にとって、21世紀の生活は耐えがたい苦痛だろう。

しかし、これは単に「新しいことを表現する権利」を求める戦いではない。「支配者に意見や疑問をぶつける権利」のための戦いだ。何かが間違っていると感じたら、自分の主義主張のために立ち上がり、声を上げることが人間としての義務である。

私たちを狂人と見なす人がいるかもしれない。心の狭い人たちは、世界を変えたり、不正や腐敗を根絶したりすることは、風車を傾けようとしているような無謀な試みだと嘲笑するだろう。だが、私たちの声が仲間に届き、戦いに勝利する可能性だってある。ともかく、私たちには選択の余地がないのだ。闘わなければ、私たちの大切な世界を失うことになる。

今回の場合、勝利のメリットは、取るに足らない侮辱をはるかに上回る。結局のところ我々は、死を覚悟しても手に入れたいものを見つけて初めて、人生の意味を知ることができるのではないか？

この新型コロナウイルスのデマとの戦いは、歴史上もっとも重要な戦いなのだ。それは、私たちの生活、世界、信念、人間性、心身の健康、精神性、そして未来にとって極めて重要なものだ。私たちの先祖や神が与えてくれた世界にとっても重要だ。

残念なことに、ユーチューブは悪の一味に加担しているため、良識をもって綿密に調査して作成した動画を検閲し、削除している。削除の理由は、事実をベースとして、政策に疑問を投げかけたからだ。

しかし、そんなことで私たちを止めることはできない。いずれユーチューブのほうが間違っていたことがわかるだろう。一方で、私はユーチューブがこの動画を、いや、チャンネル自体を削除するのではないかと恐れている。なぜそんなことをするのだろう？

医師や看護師は、明らかに間違っている場合でも、公式見解に疑問を持つことを禁じられており、メディアのインタビューに答えることも禁じられている。

ユーチューブのトップは、たとえ医学的な資格を持っている人であっても、嘘に疑問を持つ人であれば全員弾圧するように命じているのだろうか？

それこそが、ユーチューブと私たちの違いだと思う。皆さんは、自分の頭で考え、どんな犠牲を払ってでも正しいことをしたいと思っているのではないだろうか？

覚えておいてほしい。このチャンネルには広告もスポンサーもついていないし、これからも収益化するつもりはない。

２０２０年7月18日

Chapter 10

緑の党が世界を滅ぼす

頭のおかしな緑の党をはじめとする気候変動神話（旧：地球温暖化）の支持者たちは、地中（あるいは海中）にある石油をこれ以上掘削してはならないと主張する。つまり、石油、ガス、石炭、ウランを使うのを止めようとしているのだ。その代わり、太陽光や風力などの再生可能エネルギーを使うよう求めている。そして欧州連合（EU）での権力を使って、これらの目的をかなえるための政策を強引に進めている。

おそらく、頭のおかしな緑の党は、定期的に開催される気候変動会議にソーラージェットで参加し、ノートパソコンの充電にソーラーパワーを利用するのだろう。彼らは、石油会社が倒産することを望んでおり、さらには政治的圧力をかけて、投資会社や年金会社が石油会社へ投資することを拒否している。これはとんでもない暴挙であり、もし私の年金がこのような活動家に屈した企業に管理されているとしたら、今すぐ全額払い戻しを願い出たい。

この計画は明らかに、石油や石炭会社とその株主を破滅させるためだ。石炭と石油がなければ、ディーゼル電気自動車やノートパソコンに電気が供給されないことを、緑の党はまだ理解していないのだろうか（話は変わるが、電気自動車や低排出車に乗っているドライバーたちは、ガソリンやディーゼルエンジンの車に比べて、交差点で止まる可能性が低いことに気づいた。きっと電気自動車のドライバーたちは、自分の意識の高さに満足して、ガソリン車を軽蔑しているのだろう）？

気候変動の変人たちは、多くの点で間違っている。そして、この問題によって自らの首を絞めているのだ。その理由を挙げていこう。

まず、気候変動は100年以上も前から続いている。気候変動家たちは自分たちの発見だと思いたがっているが、疑似科学者たちはすでに19世紀から温室効果ガスが気候に影響を与えると提唱してきた。エビデンスに説得力があると考えているのは、改宗者（＝ビジネスを金持ちや有名人になるための手段と考えている疑似科学者）だけだ。独立した研究者は、地球が温暖化しているという証拠はないと言っている（私も1970年代から1980年代には騙されていたが、今は怪しげな証拠を受け入れるつもりはない）。仮に地球が暑くなっていたとしても、それが化石燃料の燃焼によるものかどうかを知る術はないのだ（実際には涼しくなっているというエビデンスのほうが多い）。

2つ目は、化石燃料に代わるものは、恐ろしく効率が悪いということ。例えば、風車の建築には、風車が生み出すエネルギーよりも多くのエネルギーが必要だ。風車を作れば作るほど、エネルギーの無駄遣《むだづか》いになる。風力発電所や太陽光発電所は、田舎を破壊する無意味な行為であり、身勝手な聖職者意識と無知な偽善世代の象徴でもある。

3つ目は、石油や内燃機関に代わる方法は愚かなアイデアであること。彼らは食料を燃料（バイオ燃料）にして、飢餓問題を悪化させた。緑の党は、金持ちのために食料を燃料に変えるキャンペーンをして、何十万、何百万もの人々を死に追いやった。

4つ目は、電気が素晴らしく便利なことは認めるが、私たちにとって必要なエネルギーの約20％しか供給できないこと。残りの80％は、ガス、石油、石炭、原子力発電によるものだ。この比率を変えることは不可能に近い。よって電気で船や飛行機を動かすのは不可能だ。

5つ目は、多くの人が暖房や料理にガスを使っているので、その全員に電気を使わせるとなると、電気が不足すること。私たちはすでに電気を使い果たしてしまいそうなほどたくさん使っている。

6つ目は、太陽エネルギーや風力などの再生エネルギーは、現在の電力需要のごく一部しかまかなえないこと。この割合を増やすには、田舎を太陽光発電所や風力発電所で埋めつくす必要がある。しかも、補助金（消費者が土地所有者に支払っている）がなければ、発電した電気は恐ろしく高価になる。

7つ目は、（これは緑の党にとって大問題）風車やソーラーパネルを維持するには、風車やソーラーパネルが生産する以上のエネルギーが必要になること。これほど愛されている自然エネルギーだが、マイナスの面もある。例えば、風がないときには、風車の故障を防ぐために電気で風車を回し続けなければならないのだ。

8つ目は、地球の温度が上がることが悪いことだという証拠がないこと。海面上昇は、海辺で暮らす一部の人々にとっては悪いニュースだが、大気中の二酸化炭素が増えれば、地球上の植物の数が増え、飢餓が減るかもしれない。それはいいニュースではないのか？

9つ目は、EUが課した奇妙な税金のせいで、莫大《ばくだい》な費用がかかっていること。風力発電所や太陽光発電所を所有するリッチな農家に補助金が支払われた結果、庶民は多額の光熱費を払わなければならず、大勢の人々が寒さで命を落とすことになる。これは良いことなのだろうか？

さらに、自然エネルギーは電気しか作れない。つまり、我々に必要なエネルギーの20％しか供給できないエネルギー源だけで生きていかければいけないのだ（もちろん、風車やソーラーパネルから石油やガスは作れない)。

しかも自然エネルギーは必要な電力の4分の1しか供給できないので、現在使用しているエネルギーの5%のみで生きていかなければならない。今あるエネルギー供給ですらギリギリなので、これはかなり問題ではなかろうか?

つまり、緑の党の要求に従うということは、すべての移動手段(自動車、飛行機、船)、電気を必要とするすべての娯楽(テレビ、ラジオ、コンピュータ、携帯電話)、すべての暖房、すべての生産工場、すべての機械化農業、すべての肥料、すべての病院、医療、薬品製造をあきらめることを意味する。

もちろん、本当に残念なことに、そのたった5%のエネルギーも、ソーラーパネルや風車を維持するのに消費される。

エネルギーがあればお湯くらい沸かすことができるが、お湯に入れる茶葉やミルク、砂糖は手に入らないかもしれない。

素晴らしきグリーンワールドへようこそ。

もし緑の党が好き勝手に動けば、私たちの地球は史上最大の戦争に突入だ。生き残るのは、化石燃料で武器、爆撃機、戦車を作れる国だけだ。勝手に自然エネルギーを崇拝した国の国民は死ぬ。まあトラクターや肥料が使えないのなら、いずれにせよ餓死してしまうので、同じことだろう。

このような話は、正しい情報であるにもかかわらず、なかなか広まらない。要するに、気候変動神話、つまり地球が暑くなっているとか冷たくなっているとか、チャールズ皇太子があれこれ主張している話などは、おかしな億万長者たちが権力と富を得るために世界を再編成して、恐ろしいグレート・リセットを導入するための言い訳に過ぎないということだ。

覚えておいてほしい。独善的で無知な緑の党は我々の敵だ。

２０２０年７月19日

Chapter 11
我々は犯罪行為の犠牲者である

私はこれまでに、いろいろな経験をしてきた。高校を卒業してから医学部に行くまでの1年間は、リバプール郊外のカークビーというところで、コミュニティサービスのボランティアをしていた。10代の若者たちを集めて、お年寄りのアパートのペンキ塗りをしたり、古いバンに乗って、配食サービスをしたりしたこともある（余談だが、このバンにはブレーキもライトも付いていない）。週に30ドルほどの報酬をもらっていたが、さらに地元の新聞にドラマのレビューを投稿して小遣いを稼いでいた。

医学部に入ってからも執筆は続け、とうとう日刊紙のドラマ評論家にまで上り詰めた。また、同時に「The Gallows」というナイトクラブも経営していた。私はレビューで報酬をもらっていたが、ナイトクラブは慈善事業として運営していた。とても楽しかったので、皆さんもぜひ一度はナイトクラブを経営してみてほしい。

雑誌でフィクションを書いていたこともある。毎週、冒頭で前回までのあらすじを書いていたが、12週分の出来事をまとめる作業はとても楽しかった。書き出しはいつも「これまでのあらすじ」という言葉で始まっていたが、もちろん既存の読者もストーリーのおさらいをすることができる。

何がきっかけで、医学部に通っていたときの話や、「これまでのあらすじ」という冒頭文を思い出したのかはわからないが、昨日ふと、新型コロナウイルスのデマによって何が起こったのか、私自身、少し混乱していることに気づいた。そのため、これまでの経緯を説明したほうが良いと思ったのだろう。調べれば調べるほど、信じられないことばかりが出てくるが、より真実に近づいていく。

それでは「これまでのあらすじ」をどうぞ。

すべては2019年末のある時期に始まった。だが、誰もその時期を正確には把握していない。実際始まったのかどうかもわからないが、どうやら中国で始まったようだ。人々がパニックに陥り始めたのは、2020年2月中旬のことだった。ロンドンのインペリアル・カレッジ勤務の男性が、イギリスだけで60万人が死ぬかもしれないと予測し、何百万もの人々を震え上がらせたのだ。

イギリスでは何百万もの人が病気になり、世界中の病院が患者であふれかえるという予測も出てきた。100年前のスペイン風邪《かぜ》以来、見たこともなかった疫病が世界を破滅に導こうとしていた。

いつものようにメディアがパニックを煽り、数日後には国民が休暇をキャンセルし、トイレットペーパー、石鹸《せっけん》、パンを買い占めた（イギリス人は、危機になると必ずトイレットペーパー、石鹸、パンを買う）。トイレットペーパーを積んだカートを押す人々の映像も流れた。不思議なことに、トイレットペーパーは買うのに、食べ物を買っていないようだ（後者がなければ、前者は必要ない）。株式市場は、このようなときにはいつも神経衰弱のような状態に陥る。騒動の発端となった、数学者と占星術師のハーフであるニール・ファーガソンと呼ばれる人物は、インタビューを受け、彼の暗い予測はあちこちで引用（言及）された。誰もが彼の一言一句に耳を傾け、BBCや新聞は恐怖を煽った。

2020年の2月28日、私は「マスクに効果はない」と述べた。2月の時点で、インフルエンザと変わらないウイルスに大騒ぎしていることに戸惑いを覚えていたので、もう少し詳しく調べてみることにした。

入手した数字を見て、すぐにおかしいと感じた。レトロスペクティヴ・スコープ（後知恵を先見の明に変える道具）を見ていたわけではない。私は最初からホームページで疑問を呈し、世界保健機関（WHO）によると1シーズンに65万人がインフルエンザで亡くなることさえあるという事実を指摘した。そこで私は何か意図があるのではないかと考え、いくつかのことが頭に浮かんだ。

私は2月28日、このウイルスは不必要な旅行をやめさせるために使われているのではないかと発言した。そうすれば、首相のリムジンや戦闘機、チャールズ皇太子の気候変動会議への参加など、より重要なことに石油を使えるからだ。もしくは、私たちを懐柔するためだ。この記事は、拙著『黙示録の到来（Coming Apocalypse）』に掲載されている。私は当然、狂人だと指をさされた。

3月2日には、当局が引用している死亡率の数字は間違っていると指摘した。なぜなら、重症の疾患を抱えていた人だけをカウントしていたからだ。重症でない疾患を抱える人の数はカウントされていない。例えば、1000人がインフルエンザにかかって医者に行き、1人の患者が死んだ場合、死亡率は0・1％だが、もし、病院に行ったのが1000人だけで、インフルエンザに罹患《りかん》した1万人のうちの9000人が、医者に行っていなかったとしたら、死亡率はたったの0・01％ではないか？

一部の熱心なファン以外に（ありがたいことだ）私の考えに興味を持った人はいなかったようで、パニックは拡大し続けた。私は、「政府がこの危機を利用してキャッシュレス社会を実現し、高齢者を排除するだろう」とも予測した。

この状況を見て、私はエイズ問題を思い出した。テレビや新聞は、事実を無視してこそって恐怖を煽っていた。英国医師会（BMA）は、2000年には誰もがこのウイルスの影響を受けると警告していた。「ロビイストによって恐怖心が大げさに煽られている」という、極めて正しい私の発言は問題視された。

2020年3月3日、私は再度、強制接種の恐ろしさを警告した。ウイルスパニックは拡大し、プラスチックケースをかぶる人まで出てきた。各国政府も慌てふためき、イギリスでは新型コロナウイルスが「届出伝染病」となった。

数日後には、いたるところで医師たちが、何百万人もの感染者が予想され、病床の確保が必要になるために、老人は見殺し状態になってしまうかもしれない、と警告した。3月7日、私は老人が大量に死んだことを喜んでいる人がいたことを報告した。あるコメンテーターは「これで病院のベッドが空く」などとほざいていた。

3月14日になっても、私は「コロナウイルスで死ぬことはない」と主張を続けていた。そんな医師は私くらいだろう。鳥インフルエンザや豚インフルエンザのことを思い出す。当時、私はこの2つの病気についての恐ろしさを否定していたが、当局は大げさな予測をしていた。WHOは、鳥インフルエンザで1億5000万人が死亡すると主張していたが、そんなわけはない。結局、鳥インフルエンザの死者は500人にも満たなかった。英国政府は、2009年に豚インフルエンザで6万5千人が死亡すると予測し、医薬品に5億ポンドも費やしたが、それも結局無駄になった。

ここでも死者の総数は500人以下だった。まもなくこの不正確な予測は、ワクチンをこよなく愛するビル＆メリンダ・ゲイツ財団が多額の資金を提供している、ロンドンのインペリアル・カレッジのファーガソン教授によるものであることが判明した。ファーガソン教授は狂牛病についても、15万人が死亡すると予測していたが、実際には177人だった。口蹄疫《こうていえき》についても間違った予測をしていたのはインペリアル・カレッジだった。ファーガソンの予測により、600万頭の動物が殺され、イギリスには100億ポンドの損失がもたらされた（後にこの予測には重大な過ちがあると指摘されている）。

このような背景があるにもかかわらず、イギリスやアメリカ、そして世界の多くの政府は、なぜかファーガソンに耳を傾け、その主張を熱狂的に受け入れ、ロックダウンやソーシャルディスタンスを導入した。数学的モデリング界「ユーロビジョン・ソング・コンテスト」の敗者ファーガソンとインペリアル・カレッジのチームよりも、「ボブ・ザ・ビルダー」や「ポストマン・パット」（訳注：いずれも幼児向けのアニメ番組）のアドバイスを聞いていたほうがいくらか状況はマシだったろう。そうすれば、ワクチン会社にとっては利益が少なくなるかもしれないが、世の中はより良く、より安全な場所になっただろう。

インフルエンザと同じ致死率の病気に人々が怯えていることに腹を立てた私は、3月18日に動画を作成した。タイトルは「コロナウイルスの恐怖：世紀のデマ（Coronavirus scare: the hoax of the century)」だ。

私は長年にわたり、製薬会社から多くの誹謗中傷を受けてきたが、今回受けた誹謗中傷は驚異的、意図的、かつ冷酷なものだった。卑劣で、中傷的で、非常に悪質なネガティブキャンペーンの対象となったので、あのビデオを作ったことを後悔している。どれだけの人が声を上げるのをためらっていることだろうか？　匿名をいいことに好き勝手にキーボードを叩き、インターネットに張り付いて、嘘で真実を塗り固めるような、心ない荒らしやニセのファクトチェッカーたちの悪質さを私は知っている。いずれ、私は荒らしを特定し、告訴するつもりだ。彼らが法廷に引きずり出され、泣き言を言っている姿をぜひ見たいものだ。騒ぎがすべて終わったときの、お楽しみだ。彼らは匿名だと思っているが、それは大きな間違いで、名誉毀損による慰謝料は何百万ドルにもなる。最近は動画作成に忙殺されていたが、すでに数人の荒らしを特定できている。例えば、ウィキペディアの管理者である自称プロ・オタクの50代前半の男性は、結婚して2人の子どもがおり、デル社に勤務している。すでに弁護士が彼に近づき始めているので、家を妻の名義にするには遅すぎたことを知るだろう。彼は妻が寛容だと言っているが、風通しの悪いテント生活を余儀なくされても同じことが言えるだろうか。

私がその後も動画制作を続けた理由は、凶悪犯にやられっぱなしでいるのは嫌だったこと、やめるには遅すぎたことなどが挙げられるが、いちばんの理由は、嘘によって人々が不必要に動揺していることに怒りを感じていたからだ。科学者や政治家が行っていることは、ろくでもないことばかりだ。

3月19日、英国保健省と英国危険病原体諮問委員会（ACDP）は、新型コロナウイルス感染症をもはや「重大な影響を及ぼす感染症」に分類する必要はないと発表した。新型コロナウイルスは、インフルエンザレベルに格下げされたのだ。

しかし、この決定から数日後、なんと英国政府はロックダウンを導入し、英国議会史上もっとも強制力のある法案を提出した。358ページにも及ぶ緊急法案は、イギリスを全体主義国家に変え、政府と警察にありえない権限を与えた。公聴会や選挙は禁止され、「情報の使用と開示の制限」に関する新しい権限が生まれた。

不可解なことに、同じようなことが世界中で起こった。ファーガソンの音頭に従って、政府はロックダウンやソーシャルディスタンスを導入し、高齢者は家で療養するようにと命令し、何千人もの高齢者を病院から介護施設に送り込み、がん患者の手術を中止した。

イギリスでは、一般市民に6フィート離れて行動することが命じられた。最初にそう言っておけば、後から3フィートに変更したときに、人々が歓喜するからである。これは古い心理学のトリックで、先に「恐ろしいもの」で怖がらせておいて、次に「ひどいもの」に置き換えると喜ぶというものだ。心理学者は洗脳作業にさぞかし忙しかったことだろう。

　この病気のユニークなところは、医師が何の検査もせず、場合によっては患者に会うこともなく診断を下せる点だ。新型コロナウイルスに関連する症状のリストはどんどん増えていき、公式には、咳やくしゃみなどの症状の1つでもあれば、新型コロナウイルスにかかっているということになった。ベッドを確保するために何千人もの高齢者が介護施設に送られたので、看護師はダンスを習ったり、手拍子の練習をしたりした。イギリスの医師は新型コロナウイルスの誤診が得意であるので、コロナによる死亡者数は、瞬く間に死亡ランキングのトップになった。その数か月前の3月、私は弾痕がない患者以外はすべて新型コロナウイルス感染症が死因とされているので、死亡者数が誇張されていると指摘した(弾痕のある遺体ですら新型コロナウイルスによる死亡とされていたかもしれない)。生きていれば連続殺人犯ハロルド・シップマンもきっと楽しい時間を過ごしたことだろう。新型コロナウイルスに感染した人は、たとえバスに轢《ひ》かれようが、狂った政治家に殺されようが、すべて新型コロナウイルスが原因で死んだとされた。公式見解では、この病気から回復することは不可能であるようだ。英国政府は余計な数字を足しすぎたので、今では死亡者数を減らしたいとでも思っているのではないだろうか？

3月30日、私はロックダウンによって国内で10万人から25万人が死ぬだろう、その結果、ウイルスによる死亡者数よりも、ロックダウンによる死亡者数のほうがはるかに多くなるだろうと予測していた。この記事は、拙著『黙示録の到来』に掲載されている。これは作り話ではない。ユーチューブは昨日も私のマスクに関する動画を削除した。

悲惨なことに、英国政府はとうとうこの予測が正確であることを認めた。今後数年間で、病院の閉鎖による死亡者数は、想像を絶するレベルにまで急増する。私の予想通り、自殺者数も急増するだろう。実際、すでにそうなっている。まったく同じことが他の国でも起きている。これは世界的な犯罪である。

繰り返しになるが、私は3月にすでに予測していた。新型コロナウイルスで死亡した人の数は、同時期にインフルエンザで死亡する人の数よりもはるかに少ないことも明らかになった。新型コロナウイルス感染症とインフルエンザの致死率はほぼ同じである。コロナで死亡したとされる総数は、明らかに誇張されている。感染した者が亡くなると、「新型コロナウイルス感染症が死因である」と表現されているからだ。医師の中には声を上げる者もいるが、政府は医療スタッフが公式の政策について意見することを禁じているため（歴史上初のことだ）、ほとんどの医師は黙っている。

新型コロナウイルスの感染者は、年間約1000万人だが、インフルエンザは年間10億人が感染すると言われている。このことは、3月に私が発言していた「インフルエンザよりも感染力が弱い」ということを裏付けている。もちろん、新型コロナウイルスによる世界の総死亡者数は（すべての死を新型コロナウイルスに関連したものと計算していたとしても）、1シーズンにインフルエンザで死亡する65万人よりもはるかに少ない。また、同じく感染症である結核で1年間に死亡する150万人よりもはるかに少ない。

今となっては手遅れだが、各国政府は多くの検査を行っており、その結果、より多くの人がこのウイルスに感染していることが判明している。このことに驚くのは、政治家と脳死者くらいだろう。検査数を増やせば（もちろんファーガソンの予測くらい信頼性のある検査を使って）、無症状の感染者が多く見つかるのは当たり前だ。現在、陽性と判定されている人のほとんどは健康な若者であり、おそらく、新型コロナウイルス感染症で死ぬのと階段から落ちて死ぬ確率は同じくらいだろう。感染率を示すR値は関係ない。重要なのは、死亡する人の数である「D」の数字だ。しかし、誰もそのことを語らない。

ウイルスの毒性は弱まり、消滅しつつあるように見える。死亡率が劇的に下がっているので、新型コロナウイルスよりも落馬での死亡率のほうが高くなる日もそう遠くはないだろう。しかし、各国政府は第2波を警告し、ロックダウンが再導入され、イギリスでは店でのマスク着用が義務化される予定だ。死亡率が最悪と言われていたときも、マスクは不要と考えられていた。しかし、死者数が減っているにもかかわらず、私たちがワクチンを欲しがるように、政府は国民を怯えさせる必要があったようだ。マスク着用は、私たちに恐怖心を与える優れた方法だ。フランスのマクロン大統領のマスク姿がいかに滑稽だったかを覚えているだろうか。ブラジャーを顔につけているような人の話なんてまともに聞けるはずがない。ハンカチに結び目を作って恐怖心を忘れないようにすることもできただろうが（訳注：忘れてはいけないことがあるときに、ハンカチに結び目を作っておくという伝統的な習慣のこと。結び目のあるハンカチを見ることで、大切なことがあったと思い出すことができる）、最近ではほとんどの人が鼻をかむのにティッシュを使っているし、紙のティッシュに結び目を作るのは難しい。

7月中旬には、ウイルスがこれまでにない威力があることが判明した。病気にかかると、普通は免疫力がつくが、新型コロナウイルスはそうではない。それまでは、このような主張は否定されていたが、不思議なことに新型コロナウイルスの免疫は数か月後に消滅すると発表された。もちろん、解決方法は、ワクチン接種だ。年に4回、いや、毎月の予防接種が必須になるかもしれない。英国政府はこれまでに、人口の3分の1以下のために1億9000万回分のワクチンを購入すると決定している。当然、ワクチン会社の株は急上昇する。これは、誰にとっても大きな驚きとなるだろう。

それがこの騒動の狙いだ。1回のワクチン接種ではない。年に1度の予防接種ではない。年に数回だ。

科学が狂ってしまうなら、規則、規制、法律が狂うのも当然だ。今の規則は、とてつもなく愚かで、理解しがたく、弁解の余地もない。5歳のとんまが作成したのだろうか？　世界全体が、ピクニックにサンドイッチと発泡酒を忘れるような人間によって運営されているように思える。パブには入れるのに、ボウリング場には入れない。美容室やネイルサロンは開いているが、理学療法科は閉まっている。もし人々を混乱させ、惨めにさせ、自殺に追い込むことが彼らの目的なら、大成功だ。

ある研究者は皮膚の発疹《ほっしん》も新型コロナウイルス感染症の兆候であると主張している。新型コロナウイルス陽性患者の8・8％に発疹が見られるそうだ。もし、手に発疹ができていたら、それはおそらく、1日に何度も使っている忌まわしい消毒液が原因だと思うのだが、誰も気づかなかったのだろうか？

誰かの手によって悪夢が作られている。これは、コントロール不能に陥った疫病なのだろうか？　それとも私が3月18日の動画で説明したように、隠された意図がある世紀のデマなのだろうか？

もし疫病をコントロールできなかったのであれば、政策に関与した無能な政治家たちを全員クビにして逮捕する必要がある。そして、いまだに私たちに押し付けられているマスクやソーシャルディスタンスといった無意味な行為を止める必要がある。

もし後者であれば、意思決定に関与した全員をクビにして逮捕する必要がある。そして、いまだに私たちに押し付けられているマスクやソーシャルディスタンスといった無意味な行為を止める必要がある。そして、大量虐殺としか言いようのない活動の背後に誰がいるのか、独立司法機関が調査するべきだ。

2月に私は、この新型コロナウイルス詐欺はワクチン接種を導入する計画の一部ではないかと述べた。

ある大手製薬会社は、9月までに20億回分のワクチンを製造する予定だという。そのワクチンは強制接種になるのか？　どのようなテストが行われるのだろうか？　何回ワクチンを接種しなければならないのだろうか？

悪夢は、日に日に恐ろしくなっている。現実逃避をしてしまいたいくらいだ。この動画を見ても真実に気づけない人は、政府に雇われている人か、自分や家族、真実に関心がない人か、暗闇の中でＢＢＣの番組を視聴し、ビル・ゲイツは世界征服を企むサイコパスではなく救世主だと信じ、ジェームズ・ボンドの悪役がサンタに見えるようなよだれを垂らしたゾンビかのいずれかだ。

覚えておいてほしい、あなたはひとりではない。

２０２０年７月20日

Chapter 12
負けてはいけない5つの戦い

マスクなんて、まったく役に立たない。ウイルスは、金網フェンスを通過するスズメバチのように、マスクを通過してしまう。では、何の意味があるのだろうか？　スコットランドの独裁者が国境以北でマスク着用を義務づけたからといって、イギリス人もマネする必要があるだろうか？「去勢牛」ことボリスの鼻は彼女にひっぱられているのだろうか？

スコットランドのニコラ・スタージョン首相がスコットランドでマスク着用を義務化したとき、彼女はイングランドとの国境を検疫区域にすると脅した。これは健康を守るためというより、スコットランド国民党が独立するための布石ではないだろうか？　分裂を望まないボリスは、イングランドでマスクを義務化してでも、2つの国を1つにしたいようだ。次は何だ？　スタージョンがキルト着用を義務化したら、イギリスも同じようにするのだろうか？　ボリスは自分のことをウィンストン・チャーチルの再来とでも思っているのだろうか？　どちらかというと彼は、チェンバレン（訳注：ネヴィル・チェンバレンは、ナチス＝ドイツに対する宥和《ゆうわ》政策で知られるイギリスの元首相）だと思うのだが……。それとも彼は、私たちを侮辱し、抑圧し、アイデンティティを奪うつもりなのだろうか？　私たちに恐怖を植え付け、「どうかワクチンをください」と言わせたいのだろうか？　あるいは、世界統一宗教へと誘うためだろうか？

国内の店舗でマスクが義務化されたのは7月24日だが、この日が、キリスト教とイスラム教の両方とつながりを持っていた修道士そして司祭である聖シャーベル・マクルーフの記念日であったことは、単なる偶然だろうか？

政府やマスメディアは嘘を流し続けているのだから、いずれも偶然ではないのかもしれない。今やすべてのマスメディアが私たちの敵であることを認識することが重要だ。その一方で、「政府や専門家が間違っているはずがない」と主張する記事を見かけて泣きたくなった。どの国の政府も陰謀に関与しており、公式見解に合わない異論を禁じる法律を制定している。例えば、イギリスでは、国民保健サービス（ＮＨＳ）に勤務する医師や看護師が新型コロナウイルスに関連した話をすることを禁じられている。内部告発はすべて禁止。この法律を破った者は解雇され、おそらく医師免許も失うことになるので、医師や看護師が声を上げることができない。だが、いまだにこのウイルスを疫病だと思っている無能な医師や看護師はクビにすべきであり、このようなときにこそ、医療従事者は勇気を持つべきだ。「余計なことを言うな」と言われるかもしれないが、どうか私が攻撃や誹謗中傷を受けながらも闘い続けていることを思い出してほしい。私は過去に2回、自分の信条から高給取りの仕事を辞めたことがある。

1980年代初めに開業医を辞めた理由は、医師が病名を診断書に書くことに反対したからだ。新聞のコラムニストを辞めたのは、イラク戦争を非難する私のコラムが検閲されたからだ。

マスメディアが真実を歪《ゆが》めている一例を教えよう。まず、数日前に英国政府は、新型コロナウイルス感染症の死亡者数が誇張されていたことを認めた。過去に陽性と判断され、その後に何らかの理由で死亡した人はすべて「新型コロナウイルスが原因で死亡した」とカウントされていたのだ。これは何か月も前から指摘してきたことだが、政府は新型コロナウイルスの死亡者数を呼吸器系疾患の年間死亡者数に近づけるために、死亡者数を誇張していたことをやっと認めたのだ。つまり、2月に新型コロナウイルスに感染し、7月にバスに轢かれて死亡した場合でも、新型コロナウイルスが原因で死亡したことにされていたのだ。このようにして、どれだけの数字がごまかされてきたことか。連続殺人犯ハロルド・シップマン博士がこの時代に生きていたら、さぞかし楽しんでいただろう。しかし、私が見た限りでは、BBCは誇張の件についてひと言も触れていない。それどころか、マスクをしない人は「社会的に不愉快だ」と切り捨てるような記事を掲載していた。BBCは、公正な報道をする「ふり」をすることさえも放棄したようだ。

ちなみにBBCのサイトには「リアリティ・チェック」という投稿フォームがあり、不正確な情報について、BBCに質問ができる。そこで、こんな質問をしてみてはいかがだろうか？「BBCはどのくらい腐敗しているのでしょうか？ EUやビル・ゲイツと金銭的なつながりを持ったことで、ますます偏向性が高くなったのではないでしょうか？」。『エコノミスト』誌の社説では、ドナルド・トランプ氏について次のように述べられている。「トランプ氏のやることはほとんど間違っている。彼は失敗作の抗マラリア薬を宣伝し、そのうちウイルスは消滅するし、新型コロナウイルス感染症の99％は無害だと言っている」。今回ばかりはトランプ氏が正しく、エコノミストは（いつものように）間違っていたようだ。マスメディアが偏見にまみれているという事実を広めることは重要だ。読者の皆さんもどうか真実を見つけてほしい。

真実がどうであれ、政府、エージェント、陰で操る者たちとの戦いは、具体的に5つの戦いに分けられる。

まずは、マスクとの戦いだ。感染症が減っているのに世界保健機関（WHO）がマスクを推奨するようになり、ますます多くの政治家が科学的根拠もないのにマスク着用を義務づけるようになってきた。イギリスを含む一部の国では、身体的・精神的な理由でマスクの着用が困難な場合、着用を拒否することができる。もし喘息《ぜんそく》などの呼吸器疾患を抱えていたり、マスク着用時に不安を感じたりする場合は、マスクを拒否する権利があるそうだ。また、店員や警察官に病名を言う必要はない。もしあなたが警察官に罰金をもちかけられても、喘息持ちなのでマスクをすると苦しいと言えば、不服を申し立てることができる。一方で、どうしても病名を説明したくないと主張するのであれば、裁判所で闘うことになるだろう。

イギリスでは、11歳以下の子どもはマスクをしなくてもいいことになっている。マスクは低酸素症を引き起こし、死に至ることもあるので、11歳以下の子どもにマスクをする親は、児童虐待で逮捕されるべきだ。いったい今、ソーシャルワーカーはどこにいるのだろうか？　BBC（フェイクニュースのメッカ）が、新型コロナウイルスは足から感染すると報道していたようなので、きっと何枚ものマスクをつけて、足を消毒液につけているのだろう。

２つ目は、現金をめぐる戦いだ。もし現金使用が禁止されれば、私たちは皆、電子システムによって追跡されることになる。いずれ私たちの体にはチップが埋め込まれ、タトゥーを入れることになるかもしれない。銀行は現金の取り扱いを止めたいので、支店やATMを閉鎖して、私たちにカードを使わせようとしている。解決策は、「現金が使えない店では買い物をしない」ことだ。もし、現金が使えない店を知っているなら、カウンターに山ほど商品を持って行って「現金が使えないのなら買いません」と言ってほしい。店側は売り上げを失うだけでなく、すべての商品を棚に戻さなければならない。「他の店に行く」と店長に伝えてほしい。

3つ目は、ソーシャルディスタンスの廃止(特に学校)だ。親は、「子どもにソーシャルディスタンスを強要するような学校に通わせたくない」と学校側に伝えよう。もし、学校がソーシャルディスタンスを強要して子どもに精神的なダメージを負わせた場合、校長や教頭は責任を取ってくれるのだろうか? ペテン師の官僚は責任を問われることを嫌う。

4つ目は、ロックダウンの廃止。地方の政治家や官僚が、ロックダウンの権限を与えられた今、皆さんのやるべきことはただ1つ。地元の議員に連絡を取り、もしロックダウンを導入したら、その議員には二度と投票しないと伝えることだ。企業の場合は、ロックダウンを導入しようとする幹部に解雇を要求しよう。

5つ目は、ワクチンだ。インフルエンザと変わらない病気のために、なぜ当局は必死になってワクチンを押し付けようとするのか? 私たちは、強制的なワクチン接種に反対すべきだ。すっかり政府のシステムが根付いてしまったので、ワクチン接種プログラムを終了させることは難しいだろう。ワクチンが手に入るようになった途端、ゾンビたちは喜んで腕まくりをするはずだ。ワクチンに効果があろうがなかろうが、脳にダメージを与えようが死のうがゾンビたちには関係ないのだ。ゾンビは、ヘロイン中毒者が２日間の薬物断ちをしたかのように、針を求める。もしあなたがワクチン接種を受けたくないのであれば、ネットの掲示板、新聞、ラジオ番組などに投稿してほしい。米国当局はワクチン被害者に対してすでに40億ドル以上支払っている事実を追及してほしい。ちなみにイギリスでは、ワクチン被害に対して１人当たり平均12万ポンド支払うことになっている。安全であるはずのワクチンに、なぜそのような大金を支払うのだろうか？　もし当局が、強制ワクチン接種を受けたくない人が大勢いることを知れば、呪われたワクチン接種を押し付けることはしないだろう。

困難な時期だが、神が皆さんと共にあるように。

２０２０年７月21日

Chapter 13

デマ狂騒国で生き延びる方法

いつか元通りに戻ることを期待しても無駄だ。戦争は数週間、数か月では終わらない。がっかりさせて申し訳ないが、間違いなく、私たちは戦時下にいる。数週間で物事が好転するなどと嘘をついても意味がない。戦争状態にあることを知ってこそ、自らを守り、敵を倒す準備ができる。政府の約束はすべて偽物だ。誤情報または私たちを不安にさせる心理作戦に過ぎない。私たちは今、最悪の時代に生きている。

このような発言をすると、「最悪の時代は第一次世界大戦ではないのか？」と思う人もいるだろう。あるいは第二次世界大戦。百年戦争は？　アメリカ独立戦争は？　アメリカ南北戦争は？　過去の疫病は？

いずれも恐ろしい時代である。しかし、この騒動には明らかに違う点がある。

通常、戦時下では、私たちは敵の正体を知っているし、（少しは）信頼できる指導者もいる。しかし、今回は違う。世界的に見ても、国内的に見ても、地域的に見ても、リーダーたちは敵である。

ロナルド・レーガンは恐ろしい言葉を残している。「私は政府の人間です。あなたを助けるためにここにいます」。これを現代風に翻訳してみよう。「私は政府の人間です。あなたの人生を悲惨なものにし、殺すためにここにいます」。

世界中の政府が買収され、国連や世界保健機関（WHO）、ビル＆メリンダ・ゲイツ財団といったグローバル組織に支配され、私たちが大切にしているもの奪い、奴隷にしようとしている。過去の戦争では軍が国民を守ってくれると信じていたが、今は違う。軍は敵である。政府の命令で、彼らは真実を抑圧している。政治家と政府顧問は、科学、真実、現実を見失っている。

メディアは不正を暴いてはくれない。今日、主流メディアは独裁者に味方しており、不誠実な行為を隠し、何百万もの人々が死を恐れるように仕向けている。

私たちはひとりではない。ゲリラ軍だ。フランス革命のときに誰かが言っていた。「これは反乱ではなく、革命なのだ」と。そう、私たちはレジスタンスなのだ。

冷静になって、困難な時代を乗り越えよう。ゾンビは身を潜めてワクチンを待っているが、私たちには大きなメリットがある。何が待ち受けているのかをある程度、把握していることだ。元の生活に戻ることはない。黒い帽子をかぶった男女、つまり悪者が支配していることを知っている。

では、どのような準備をすればよいのだろうか？

まずは、可能な限り町や都市から離れよう。「アジェンダ21」では、国民を「スマートシティ」と呼ばれる町のアパートに集めてコントロールしようとしている。アジェンダ21の世界が実現されれば、私たちは職場から1マイル以内の場所にあるアパートに住むことになる。食料品などは配達され、夜は買い物をしたり、ゲームをしたり、インターネットでテレビ番組を見たりすることになるのだろう。彼らは私たちに、このような生活をさせ、コントロールしやすくしたいのだ。

私がアドバイスするように、都会から引っ越して転職したら、収入は減るかもしれないが、生活費は下がる。在宅で仕事をすれば、通勤したり、おしゃれな服を買ったり、高いランチやコーヒーにお金を使わなくなる。空気のいい場所で、野菜を育てるなど、自給自足の生活をしてみてはいかがだろうか？ テレビドラマの『グッドライフ』は、今ではコメディーというよりも、ハウツー・ドキュメンタリーになっている。

国外に行くべきだろうか？ これればかりは、混乱が落ち着くまではわからない。1つ確かなことは、特にイギリスとアメリカが、嘘や混乱、腐敗した政府によって、もっとも大きなダメージを受けるということだ。個人的にはフランスにも住みたくない。フランスは長年不満と人種的対立のるつぼのようになっているが、うぬぼれ家のマクロンが危険な状況をさらに加速させている。

２つ目は、電気や水道などの問題に備えておくこと。気候変動論は疑似科学に基づいているにもかかわらず、なんと国連のアジェンダ21のベースとなっている。グレート・リセットと新世界の秩序を目玉にしているアジェンダ21の背後に、自称・環境保護活動家が忍び寄って、「世界人口の削減、化石燃料からの脱却、資本主義の終局」を盛り込んでしまったのだ。この計画の目的は、私たちを奴隷化することであり、新型コロナウイルスのデマはそのプログラムの一部なのである。現実に起きているファシズムであり、もっとも危険な状態にある。何が計画されているかは、今後の動画で説明したい。

今後、数年以内におそらく停電が起こるだろうが、備えられることはたくさんある。キャンピングカー用のバッテリーがあれば、メイン電源や携帯用のソーラーパネルから充電することができる。性能の良い懐中電灯と電池も必要だ。キャンプ用ストーブとカートリッジがあれば、電気に頼らずに調理することができる。暖炉やログバーナーがある場合は、燃料を確保しておこう。

まるで自然の中で生活する労働者のようだと嘲笑されても気にしない。私は何十年もの間、嘲笑され続けてきたが、私のほうが正しいのだから。いい気味だ。

今日のエネルギー供給は非常に頼りないものとなっている。もちろん政府の怠慢さも原因の1つだが、新型コロナウイルスによる被害の結果でもある。もし、新型コロナウイルスの犯罪が仕組まれたものではないと思うのであれば、あなたは注意不足だ。「ビル・ゲイツは地球上でもっとも危険な人物です」とノートに200回書いたほうがいい。

水の供給不足に備えて、ペットボトルの水を用意することもおすすめする。直射日光の当たらない場所で保存してほしい。水道管に水栓を取り付けることができれば、十分な水を供給できる。浄水タブレットや浄水カップを使えば、雨水を使うこともできる。

以前、米やパスタ、缶詰など、賞味期限の長い食料を用意しておくことを提案したが、停電を考えると冷凍庫に頼りすぎてはいけない。

次に、常備薬だ。医師が処方薬を2～3か月分も出してくれることはまずないが、サプリメントや市販薬は買い溜めできる。アスピリン錠、抗ヒスタミン剤、ステロイドクリーム、点眼薬、消毒薬などを買い置きしておこう。ただし、使用期限にはご注意を。また、ビタミンやミネラルなどのサプリメントも買っておこう。オンライン薬局もチェックしてみてほしい。評価の高い薬局は、適切に管理されていることが多い。救急箱を用意し、説明書を読んでおこう。冬に暖房が効かなくなったときのために、緊急用毛布を購入するのもよい。あとは、軽い運動を定期的に行うことも大切だ。

もし、かかりつけ医以外の医師に診てもらう場合は、自分の年齢をごまかしておいたほうがいいかもしれない。最近では、65歳以上だと治療を断られることも珍しくない。もし65歳以上で10歳サバを読んだとしても、わざわざ訂正する必要はない。私は1991年生まれということにしておいたが、少々若作りだったかもしれない。

国民健保サービス（NHS）はもはやあるべき姿ではない。今後はさらに悪化し、サービス内容も劣化するだろう。多くの診療所が閉鎖されており、事故・救急部門はあらかじめ予約が必要になるそうだ。事故のリスクを最小限に抑えるために、自分の体調は自分で管理しよう。まずは、免疫力を高めることが大切だ（私の著書『スーパーボディ（Superbody）』にその方法が書かれているので読んでみてほしい）。

あとは定期的に歯科医院に通うこと。ロックダウンが始まってからでは手遅れだ。イギリスでは、NHSの歯科医が大幅に不足しているのだが、政府は歯科部門を閉鎖するのではないかと心配だ。無料の視力検査もなくなるだろう。アジェンダ21を見れば、政府が高齢者や身体的弱者にお金を使いたがらないことがわかる。チャールズ皇太子が唱えた新しいグレート・リセットとは、すべての国民が国家の役に立たなければならないという意味だ。王室もこれまでだ。

店に置いてある消毒液は、いろいろな意味でストレスだ。それに何百人もの汚れた手で触られたボトルを触る気がしない。ボトルの中に何が入っているのかわからないし、手が荒れることもある。店員が手指消毒を促したら、「けっこうです」と言えばいい。もしくは、刺激の少ない消毒液を持ち歩こう。

もし、あなたの親戚が老人ホームに入っているのであれば、可能な限り退去させたほうがいい。介護施設よりも安いホテルはたくさんあるし、掃除、ベッドメイキング、洗濯、食事などの点では、ホテルのほうが良いサービスを受けられるだろう。地元の病院が患者をホテルに送り込むというリスクもなくなる。今後、どこの国でも平均年齢が上昇し、高齢者はますます肩身が狭くなる。

お子さんがいるのであれば、無責任な教師から教育を受けるよりも、ホームスクーリングを検討してほしい。ソーシャルディスタンスルールが強制される学校に通った子どもは、精神的にダメージを受けて育つ。

政府が検疫の話をしている間は、海外旅行を計画しないでほしい。海外のホテルで2週間隔離され、帰国後もさらに2週間隔離されることになるかもしれない。いざというときのために、車の燃料は満タンに。自転車を購入したり、古い自転車を修理したりするのもよし。

それから、今やっている投資がこの新しい世界に適しているか確認する。銀行や不動産会社がマイナス金利を導入することも予想される。ビジネスの世界は、これからも劇的に変化していく。国連の新世界計画には、中小企業の閉鎖が想定されているので、自分が弱者になる可能性がある場合は、今すぐ貯蓄を増やしてほしい。また、返済できるかどうかわからない新規の借入はしないように。失業率は高く、高止まりするだろう。何年もかけてスキルを身につけた人も、新しいスキルを見つけなければならない。コンピュータやロボットはじきに人間にとって変わる。しかも、私たちが考えているよりもずっと早いうちに。

買収されたマスメディアはできる限り避けて過ごそう。ほとんどのメディアは、偏見や誤解を招き、偏向と偽善に満ちている。BBCは地球上でもっとも悪質な裏切り組織である。今ホーホー卿（訳注：アメリカのファシスト、ウィリアム・ジョイスのこと。第二次世界大戦中、ドイツからイギリスに向けてプロパガンダ放送を行い、ホーホー卿（Lord Haw-Haw）という通称で広く知られた）が生きていれば、きっとBBCに就職し、ゲッベルスはそれを誇りに思っていただろう。

あなたの同志を見つけてほしい。選挙が解禁されたら、地元の議会に立候補する計画を立てよう。地元から働きかけて、国の主導権を取り戻すことが最善の方法だ。意図的に生み出されたこの憂鬱感と戦わなければ、戦いの最後まで持ちこたえることはできない。これは長い戦いになるだろう。
この暗く困難な時代に、神が皆さんと共にあるように。

2020年7月22日

Chapter 14

国民を奴隷にするための大嘘

敵は嘘ばかりついている。これほど多くの誤った情報が、熱心に報道されているのは見たことがない。私は一日中、何が、なぜ語られているのか考えているが、どう考えても謎ばかりだ。フェイクニュース、誇張、ごまかし、心理戦を使って、敵は私たちの目をくらませようとしている。

医学生だった頃、私はナイトクラブを経営していた。そのクラブはかなり田舎にあったが、DJが音楽をかけるクラブとは違い、バスター・キートンの映画を天井に映したり、ときにはカラフルな細胞のスライドを映したりしていた。しかし、BBCがこのクラブのことを取り上げて、細胞のスライドについて言及したため、学部長は激怒、私は大目玉をくらった。

クラブには多くの学生が来ていたが、その中には、銅像をなぎ倒す黒人デモ隊ですら、遠足に来たちびっこたちのように見えてしまうようなハードコアな若者たちがいた。ナイフを携帯している者もおり、店を閉めるときに、床に大きな血だまりができていない日はなかった。そんな彼らだが、私とは打ち解けてくれて、トラブルを起こすようなこともなかった。

そんなある日、6人の新顔が現れた。自分の力を誇示したくてウズウズしているようなタイプだ。彼らはナイフを持つと気が荒くなるようで、幸い私は、切りつけられはしなかったものの、目の前で刃物をちらつかせられるのは良い気分ではなかった。

次の日、私は街に行って、護身用の棒を買ったが、それはただの棒ではない。先の尖《とが》った刃が仕込まれた棒である。当時は、このような「仕込み杖」を合法的に買うことができた。翌日、ナイフを持った少年たちにその棒を見せたところ、バカにしたような笑いが起きた。

ところが私がその棒から1フィート半の刃を引き抜いた途端、嘲笑はピタリと止まった。それは少年たちが持っていたどのナイフよりも大きかった。映画『クロコダイル・ダンディー』が公開される数十年前の話である。

その効果はてきめんで、私はあっという間に尊敬の対象となった。彼らはナイフをしまい、二度と来ることはなかった。もちろん、私は使うつもりなどなかったが、彼らはそんなこと知らない。刀をちらつかせて、脅すだけで十分だったのだ。これは結果的に、状況をコントロールする心理的なトリックとなった。現在、あらゆる手を使って私たちを脅し、恐怖を与え続けている政府と同じやり方だ。トリックの中には非常に雑なものもあれば、本格的に敵を倒すときに使われるような、かなり巧妙なものもある。

政府は、第二次世界大戦のときに使ったようなトリックを用いている。しかし、今回はナチス相手ではなく、国民に向けて使っている。そのトリックや嘘は、効き目があるからこそ続いているのだ。

今や敵となった政府はあらゆる手を尽くしており、国民の大半を恐怖に陥れている。彼らの主張は科学的な理由ではなく、政治的・商業的な理由に基づいている。

政治家たちは、「アジェンダ21」の原則に従い（詳しくは、今後の動画で解説する）、業界の要求を満たしながら、特別ボーナスを今か今かと待っている。

昨日、私は小さな子どもたちまでもがマスクをしている姿を見た。親たちがナンセンスなルールを信じていたからだ。4～5歳くらいの子どもが、「マスクがずれた」と泣いていたが、マスクの位置を直してもらうと、ようやく泣き止んだ。

1人しかいない車内の中でマスクをして運転している人も2人見かけた。マスクは低酸素状態を引き起こし、脳の機能を低下させる可能性がある。マスクをしていたために事故が起きたとしても不思議ではない。なぜ小さな子どもたちにマスクをつけさせるのか。科学的な根拠はないのに。

ウイルスは小さいので、ハエが鶏小屋のフェンスを通り抜けるように、マスクをすり抜けてしまうことを指摘する政治家はいないのだろうか？

市役所が所有する駐車場はまだ閉鎖されていたが、そもそも使う人があまりいなかったので問題にならなかった。それから、本来なら営業しているはずの店が閉まっていた。永久に閉まっていると思われる店もあれば、スタッフが仕事に戻りたくないという理由で閉まっている店もある。コーヒーショップは、テイクアウトのみで営業していたが、誰も買っていないようだった。私たちが入ったレストランにはほとんど人がおらず、店員は喜んでコーヒーを出してくれた。数人でもお客がいるのは嬉しいのだろう。

現在、イングランドの人口の0・03％が新型コロナウイルスに感染していると公式発表されている。あなたがウイルスに感染している人に出会う確率、また、自分がウイルスに感染する確率がどの程度か想像できるだろうか？　ウイルスが深刻な被害を及ぼす確率は？

昨年イギリスでは、ある男性が顔認証カメラの前をマスクをしたまま歩いたために、90ポンドの罰金を科せられた。驚くほどのスピードで世の中がおかしくなっていく。昨年、香港では市民の反政府デモに対して、マスクが禁止された。フランス、ベルギー、オーストリア、デンマークでは、公共の場で顔を覆うことを禁止する法律が可決された。カナダでは、マスクで顔を隠している暴徒に10年の懲役が科せられた。アメリカでは1845年から顔を覆うことを禁止する法律が制定されている州もあるが、これは強盗対策のためだ。

ロンドン警視庁のクレシダ・ディック警視総監は、最終的な手段として、警察がマスク着用を施行する可能性があると述べていた。「私の望みは、大多数の人がマスク着用ルールを遵守すること。遵守しない人は恥を忍んでも着用するか、恥を忍んで店を出ることだ」と彼女は語った。なんとご立派なお方なのだろう。クレシダ・ディックは「恥」について誰より知る人物だ。彼女は2005年に無実のブラジル人青年を射殺する決定を下した警官である。警察は至近距離から11回も発砲した。まったく罪のない男性の頭を7回、肩を1回撃ったのだ。

ディックは昨年、BBCのラジオ番組「デザート・アイランド・ディスク」に出演した際、「そのことについて、頻繁に考えます」と語った。頻繁に？　普通の人は、「いつも」考えているのではないだろうか？

彼女をクビにすべきだったと思うのは、私だけではないだろう。彼女は今や警察のトップに立ち、マスクをしない人は恥ずべきだと公言している。店内でマスクをしない人は恥ずかしいと公言することが、警視総監の役割だとは到底思えない。

そして、この地獄に落ちた女性（「地獄に落ちた」という言葉はキリスト教的な意味で使っている）は、政府が「疾患（不安症状等も含む）を抱えている人はマスクをする必要はない」と明言していることを知らないのだろうか？　幼い子どもたちもする必要はない。さまざまな理由でマスクを着用できない人々に、恥をかかせたいのだろうか？　警察は、呼吸器系や心臓系の疾患を持つ患者を辱めるつもりだろうか？

ディックは、メンタルヘルスの問題を抱える人たちを侮辱したいのだろうか？　そうとしか思えない。クレシダ・ディックに対する軽蔑の念は尽きない。

私たちは、彼女のクビを要求すべきだ。議員や新聞社に手紙を出そう。すべてのことは後回しにして、この女をクビにするためにできることをしてほしい。彼女は人類の恥だ。病人、弱者、不安症の人、メンタルヘルスを患う人を辱めるなんて私は信じられない！子どもたちまでもが犠牲になっているのだ！

マスクが義務化されたのは、感染症を防ぐための根拠からではなく、感染が怖くて買い物に行けない人に安心感を与えるためだ。世界保健機関（ＷＨＯ）は、政治的な圧力から、マスクが必要だと路線変更したのかもしれない。誰の圧力だろうか？　ＷＨＯのメインスポンサーになろうとしているゲイツだろうか？　これはワクチンの準備が整うまで、私たちを恐怖に陥れようという計画なのだろうか？

マスクは安心感を与えるどころか、ペストの再来ではないかと恐れる人々の恐怖心を増大させている。もちろん、私はマスクをしない。

営業している店では、恐怖感が漂っていた。私はあるとき、パーテーションの反対側に並んでしまい、立ち往生してしまった。少しだけパーテーションを動かしたところ、どこからともなく警備員が飛んできた。彼は私を怒鳴りつけたが、無視していると、今度は無線に何かを叫び始めた。何を言っているのか、何が起こるのか、さっぱりわからなかった。

古い携帯電話のトップアップバウチャー（追加チャージ）を購入しようとしたときにも、いくつかの店に行ったが、誰も売ってくれなかった。ある店では、マスクをしているため何を言っているかさっぱりわからないレジ係が（しかもアクリル板の向こう側）、ようやくバウチャーを売ってくれようとしたが、マネージャーが飛んできてこう言った。「お売りできません」。いったいなぜなのか？　彼女は、私が何をすると考えたのだろうか？

景気のV字回復を軽々しく口にする人は、実際に出かけてみればいい。クリスマスまでに目抜き通りに店が残っているとは到底思えない。あらゆる場所で状況は悪化している。多くの企業は配当を停止している。仕事も年金もない人は経済的に大打撃を受けている。

イギリスでは10億ポンドもの税金を使って芸術のパトロンを名乗っているが、芸術家や有名人はむしろ困窮するくらいのほうがいいのではなかろうか。でっちあげられた危機から抜け出すために、もがき苦しめば、もっとクリエイティブになれるはずだ。一方で、世界中で約2億5000万の人々が職を失うと言われている。その原因は、ニール・ファーガソン氏の不正確な予測によるロックダウンだ。貧困は、痛みと病気を生み出す。

街中の店が潰れるのも想定内だ。被害妄想ではない。国連のアジェンダ21の計画なのだ。どのような未来を計画しているのか、たくさんの資料を読んだが、正直なところ恐怖しか感じなかった。

これはもちろん、グレート・リセットの一環だ。この計画は秘密にされてきたわけではないが、ほとんどの人が気づかぬうちに、ありもしない地球温暖化のニセソリューションに騙されていたのだ。これは歴史上2番目に大きな詐欺であり、彼らのおぞましい計画を実行する言い訳として使われている。

そのごまかし方は巧妙だった。政府は、実際には存在しない脅威を使って、私たちの気をそらし、生活を複雑で不愉快なものにしてきた。医師や看護師はプロパガンダに異議を唱えることを禁じられ、悲しいことにほとんどがその命令に従った。

政府は国民に、気候変動、人種差別、性差別に関心を持つよう助長してきたが、そんなものはいま最優先すべきことではない。歴史に囚われ、セシル・ローズの心配をしている甘ったれたエリートたちは、過去ではなく未来を見るべきだ。

国連、WHO、ビル&メリンダ・ゲイツ財団、世界経済フォーラムなどの金持ちたちが世界的な奴隷制度をけん引している。私たちの未来に対するリスクは現実問題であり、あなたの家に忍び寄る恐怖だ。

デモ参加者は全体像を見落としており、政府にごまかされたままだ。政府が計画しているグレート・リセットの恐ろしさを、誰かのデマだとはねつける。

この話を信じられない人もいるだろう。あまりに情報が多すぎるのだ。しかし、わかりやすい脅威を1つ紹介しておこう。

グレート・リセットの一環として、すべての宗教を統合して、「クリスラム」的な新しい世界宗教を作る計画があるらしい。キリスト教とイスラム教を融合させようとする動きは、以前から密かに進んでいたが、現在は急速に進行している。ローマ教皇としては初のイエズス会出身である教皇フランシスコは、5月14日を「世界クリスラム・デー」とすることを発表し、13人のクリスラム枢機卿を任命したと言われている。昨年、バチカンはクリスラムのロゴを発表した。教会が開いていても、礼拝を行っていないのは偶然なのだろうか？　「クリスラム　トニー・ブレア」と検索してみてほしい。

ついでに「トニー・ブレア・フェイス財団」や「トニー・ブレア・グローバル変動研究所」についても説明しよう。ブレア氏は２００８年、異なる宗教観の相互理解を目指して基金を設立した。ブレアは当時、ひとつになることを望まない過激派は「退却させる」と言った。どういう意味だったのだろうか？　私にはわからない。だが、彼がそう発言している映像を見たことがある。その後、オバマ大統領も関与するようになった。そして2012年、バチカンは「ワン・ワールド・オーダー」と「グローバル・ガバメント」という考えを提唱した。気候変動から私たちを守るためには、世界政府と世界教会が必要だというのが、その理由だ。

ブレアのパートナーリストの中に誰が入っているかご存知だろうか？　おそらく座って考えていてもわからないだろう。「ビル＆メリンダ・ゲイツ財団」だ。そして「マイクロソフト」。それが答えだ。国連のアジェンダ21計画は、「世界政府」のためのものだ（人口抑制が最優先事項）。その言い訳に使われたのが「気候変動」である。国連ははっきりと、世界教会が必要だと言っている。個々の宗教は消えていくのだろう。しかし、ユダヤ人、仏教徒、ヒンドゥー教徒、メソジスト、福音主義キリスト教徒、長老主義者はどうなるのだ？　私たちの中に発言権のある人はいるのだろうか？

私たちが気づかないうちに、国連は人々が好むと好まざるとにかかわらず、世界政府と世界教会を押しつけてくるようになる。気候変動キャンペーンの目的は、世界的なリセットに私たちを仕向けることだったのだ。それこそが新型コロナウイルス騒動が起こった理由だ。

調べてみてほしい。すべての情報はインターネットで入手できる。私は皆さんに必要な手がかりをすべて与えてきた。これは絶対に、陰謀論ではない。

唯一の陰謀は、世界政府と世界教会につながるものだ。１９９１年、民間シンクタンクのローマクラブは『第一次地球革命（The First Global Revolution）』という本を出版したが、その中でローマクラブは、世界を統合するために「気候変動」を人類共通の敵としてでっちあげたことを認めている。これではっきりした。

最後になるが、私の動画の音質が悪いので、新しい機器を買ったほうがいいという意見をいただいた。お気持ちは嬉しいが、お断りする。興味がないし、上等の機材にアップグレードする時間もエネルギーもない。使っているのは古いｉＰａｄと10ポンドのマイク、安いカメラ用三脚だ。より良い音質を求める人は他の動画を見てほしい（ハムスターがスケートボードをしている動画の音質は素晴らしかった）。

それから、私が抗議した後に「マスク―混乱の終結（Face Masks–Ending the Confusion）」と題した私の動画を再アップロードしてくれたユーチューブにも感謝する。勇気のいることだったと思う。本当にありがとう。

２０２０年７月23日

Chapter 15

悪の力は影響力の陰に隠れている……

私たち年配者は、過去についてよく話す。なぜなら、過去についてはすでによく知っているし、現在のことを話すよりも簡単だし、当然、未来は未踏の地であるからだ。過去を知ることで、見通しを立てたり、どこへ向かおうとしているのかを理解したりすることもできる。そこで、どのようにしてこのような状況になったのかを振り返ってみよう。世界中の人々が、普通のインフルエンザと変わらないウイルスに怯えているように見える。まだ疑問をお持ちの方のために、いくつかの事実を教えよう。この情報は、米国疾病対策センター（CDC）や世界保健機関（WHO）などの公式サイトで簡単に確認することができる。

まず、インフルエンザは1シーズンで60万人以上の死者を出す。では、現在の新型コロナウイルスの死亡者数を見てほしい。この死亡者数に関しては、各国政府が誇張していたことを認めている。イギリスでは、新型コロナウイルスに陽性反応が出た後に死亡した患者は、たとえバスに轢かれても、狂った男に斧《おの》で殴られても、死因は新型コロナウイルス感染症とカウントされるし、公式の数字を見ていると、一度発症すると回復しないように思えてしまう。これは明らかにナンセンスであり、死者数が増えているように見える原因だ。

第二に、各国政府は「R値」という言葉を使っているが、これは、ウイルスを持った人が何人に感染させるかを示すものだ。しかし、このR値にはなんの意味もない。もしウイルスに感染しても、無症状または軽症で回復するのであれば、このウイルスはそれほど脅威ではない。本当に重要なのは「D値」である（残念ながらこの言葉はどこにも使われていない。私のアイデアだから）。D値とは「その病気で亡くなる（die of the disease）人の数」のことだ。新型コロナウイルスはインフルエンザ同様、人を殺すウイルスではないことは明らかだ。死亡率はほぼ同じで、どちらの場合も亡くなったのはすでに重症疾患を抱えていた方たちだった。高齢者を監禁するなんて、最初からおかしな話だったのだ。守るべきはすでに持病のある人たちであり、これは新型コロナウイルスに限らず、インフルエンザでも言えることだ。

第三に、これまでに新型コロナウイルスに感染した人数は世界で約1000万人である。しかし、インフルエンザの感染者数は10億人に達することもよくある。カオスの根源となった数学者ニール・ファーガソンでさえ、10億は1000万より大きな数字であることを知っているはずだ。つまり、インフルエンザは新型コロナウイルスよりも影響力があるということだ。

新型コロナウイルス感染症による死亡者数が1シーズンあたりのインフルエンザの死亡者数に近づいているように見える理由は、コロナによる死亡者数が誇張されているからに過ぎない。イギリスでも死亡者数が誇張されていた。これは、コロナに感染した人の実際の死因が何であれ、「新型コロナウイルス感染症による死亡」と数えたためである。また、インフルエンザの症状があった人も、コロナによる死亡者として数えられている。また、多くの国での総死亡者数は、例年とほぼ同じであることも忘れてはならない。今年の死亡者数が昨年の死亡者数よりも少ない地域さえある。これはどういうことなのだろうか？

なぜ世界中の政府が、インフルエンザと変わらないウイルスの脅威を誇張して伝えたのだろうか？　なぜ何百万もの人々が軟禁され、病院が閉鎖されたのか？　なぜ世界中で経済が破壊されたのか？

世界的なヒステリーが起きたわけではないし、世界中の政府が一斉に頭がおかしくなったとも思えない。多くの国で同じ過ちをしたとも思えない。

これも計画の一部だったのではないだろうか？

悪者たちは、何世紀にもわたって世界支配を夢見てきたが、たいてい彼らの計画は失敗するものだ。狂った人間は、計画が達成されるまで長生きすることはないからだ。

しかし、成功した例がないわけではない。毛沢東もスターリンもヒトラーも、伝統的なつながりを壊して社会を再構築し、グローバル市民を生み出そうと企んでいた。しかし、実際に実現できたのは中国だけで、しかもそれは中国国内に限定されたものだった。

だが、今回はまったく違う。今回の世界征服には多くの人々が関わっている。彼らの目的はさまざまだが、それぞれが自分の野望を達成するために、この計画的なパンデミックを利用している。陰謀論のように聞こえるかもしれないが、皆さんがまだ何が起こっているのかわからないのであれば、時間はかかるが、私を信じていただきたい。私は小説を書くとき以外作り話はしないが、最近のインターネットにはいろいろな嘘が存在する。その中でも特にひどいものについては、私のサイトで紹介している。

どこから始まったのかを正確に突き止めるのは難しいが、１９７６年に、国連が「すべての私有財産を保護する」と決定したときから何かが狂い始めたと推測している。その後10年ほどの間に、教育にも変更が加えられた。昔ながらの方法で子どもたちに教えたり、自分で考えさせたりする代わりに、教育の目的は、社会に役立つように若者を育成し、個人や家族は集団主義よりも重要ではないことを教えることになってきた。

カリキュラムの変化を見ればおわかりだろう。子どもたちは「歴史」ではなく、グローバルな生活様式を取り入れるための「歴史のようなもの」を教えられている。ナショナリズムや愛国心は禁止用語となり、子どもたちは先祖が犯した罪に対して罪悪感を抱くよう教育されている。植民地主義と帝国は奴隷制と結びついている。何十年も前から、私たちはいつのまにか人間の価値を評価する「社会信用システム」という方向に進んでいる。これについては今後説明するが、この概念はすでに中国で成功している。善良であればポイントを獲得し、悪事を働けば減点されるという仕組みだ。社会的信用に応じて、権利が調整されるわけだ。

1992年にブラジルで開催された国連の会議で、ある大きな動きがあった。この会議には、ビルダーバーグ、ローマクラブ、ロスチャイルド、ロックフェラー、イエズス会など、さまざまなグループの影響が色濃く出ている。これは1人の計画ではない。例えば、悪役ナンバーワンであるビル・ゲイツが、1990年代にはまだソフトウェアを売り込んでいたことを覚えているだろうか？　今、急速に起こっている変化は、ビル・ゲイツがまだマイクロソフトを経営していた頃に始まっている（それもかなり無慈悲に）。ビル&メリンダ・ゲイツ財団がまだ存在していない頃だ（少なくとも公には）。

彼らの最終目標は、国家主権を廃止し、伝統的な国境を破壊して、移動を制限し、人間居住区を作り、教育を低下させ、世界的な人減らしを行うことだった。もちろん、権力、支配、お金のためである。大規模なパニックを起こし、それを徐々に恐怖に変えていくことで、世界を変える計画の口実を手に入れようとしたのだ。

そこで彼らは気候変動を口実に、新しい世界秩序を築くことにした。そこから地球温暖化や炭素税などを口にするようになった。彼らは、環境保護という名目で、すべての土地、私有財産、エネルギー、食料の生産・流通、人間を中央管理することにしたのだ。

以前の動画でも説明したが、気候変動は１９９０年代の時点でも特に目新しいものではない。なぜなら、この理論はすでに19世紀からナンセンスな考えとして存在していたからだ。

１９９１年にローマクラブが『第一次地球革命』という本を出版したが、気候変動は世界統合を目指す者が、人類共通の敵としてでっちあげたもので、世界政府や世界教会に必要な変化をもたらすと書かれている。

この30年間に起こったすべてのことは、その計画の結果である。これで、大企業や政府が、突然、気候変動や地球温暖化、地球寒冷化などに熱狂的になっている理由も理解できたはずだ。

それまで環境保護にまったく関心を示さなかった人々が、突然、環境保護団体や気候変動団体に資金を提供し始めたのだ。メガバンク、投資グループ、ヘッジファンドは突然、スウェーデンの不登校少女を「新しいグローバル国家の象徴」として崇め始めた（彼女の希望ではないが）。

世界の終わりがすぐそこまで来ていると、子どもたちは信じ込んでいる。

確かに、私たちの世界の終わりはすぐそこまで来ていたが、それは気候変動とは何の関係もない。気候変動の話は、疑似科学で、実際には検証できない。だが、チャールズ皇太子のような人々が参加することで、信憑性《しんぴょうせい》を醸し出すことに成功した。本当の実力者たちは、影響力の影に隠れていた。

気候変動は、権力と金の亡者たちが計画している変化に、私たちを適合させるための口実に過ぎないのだ。そして彼らは恐怖を煽り、私たちをコントロールし、大きな成功を収めた。

しかし、気候変動を持ち出すだけでは、計画がうまく進まない。そこで国連は、「アジェンダ21」と呼ばれる計画を考えたが（それに続く、「アジェンダ2030」と呼ばれるものまである）、この計画は迅速に進める必要がある。このプランは、世界支配のための陰謀であり、クーデター以外の何物でもない。

このでっちあげの危機を監督している人間の多くは高齢者だ。つまり、自分が生きているうちに結果が出るように、物事を早く進めたいと考えるのが当然だ。

「プランデミック」、新型コロナウイルスのデマ、脅し、人類史上最大の犯罪、そして洗脳。世界中で恐怖が生み出されている。世界中の政府が心理トリックで国民を操っているし、ソーシャルディスタンスやマスクといった不条理が混乱を起こした。どの国の政府も国民に心理作戦を仕掛けている。

私たちは、隣人を信用しないように洗脳されている。私たちは、友人や家族から引き離されることで、精神が崩壊し、何が起きても従順に従うよう教育されている。

もちろん、その目的は強制的なワクチン接種を受け入れさせることだ。今のところ、その理由は定かではないが、いくつかの仮説を立てた。いずれにせよ、ひどい理由だ。

以上が、「今何が起きているのか」、「なぜ起きているのか」の解説である。

２０２０年７月24日

Chapter 16 ワクチン推進派への挑戦状

不思議なことに、ここ数年、冷蔵庫や乾燥機などの危険性を伝えるニュースをよく目にする。冷蔵庫や乾燥機が何の理由もなく突然炎上したというようなケースだ。問い合わせが殺到し、メーカーはリコールの告知をしたり、改良をしたりと大忙しだ。消費者向けの雑誌でも、このニュースで持ちきりだ。昨年、イギリスでは50万人もの乾燥機所有者にコンセントを抜くように警告したという話があった。550万台の製品を販売したあるメーカーは、11年間で750件の火災を引き起こした責任があると報じられた。

数字だけで見ると、7500台に1台の割合なら、リスクはかなり小さいと思えるが、これは「受け入れがたいこと」として報じられた。

奇妙なのは、そのようなリスクをまるでスキャンダルかのように報じ、コラムで糾弾してきたマスコミたちが、ワクチン接種のリスクには少しも関心を示さなかったということだ。

実際、ワクチンを推進している人たちは、リスクについてまったく触れようとしない。不快感、頭痛、発熱などがあることには言及しているのだが、ワクチン接種によって患者が死亡したり、重度の脳障害を受けたりするリスクについてはまったく語らない。自閉症になるリスクはさておき（どういうわけか、このリスクに言及するとワクチン推進派は怒り狂うのだが）、ここでは死や脳へのダメージのリスクに焦点を当ててみよう。

驚くべきことに、ワクチンのリスクは小さいものではない。もちろん深刻なリスクがかなり低いワクチンもある（10万人に1人程度）。

しかし、2万人に1人、1万人に1人と、はるかにリスクが高いワクチンもある。ビル・ゲイツ氏はワクチンのリスクについて、1万分の1という数字を挙げた。ということは、70億人が計画通りにワクチンを接種した場合、70万人が被害を受ける可能性がある。

ワクチンといっても、乾燥機が発火し火災が起きたのでキッチンをリフォームしようというようなレベルではない。ワクチンによる被害は、ペンキやブラシ、新しいカーテンでは解決できない。

『ジャーナル・オブ・ジ・アメリカン・メディカル・アソシエーション』に掲載された論文によると、メジャーな小児用ワクチンを接種した子どもたちは、約640人に1人が発作を起こすと報告されている。

ワクチンの問題点は、不都合な真実として片付けられることが多いが、最悪の場合は、生涯にわたるケアを必要とする重度の脳障害につながる可能性もある。さらに、究極の副作用についてもお話ししたい。つまり、ワクチン推進派の誰もが口にしたがらない「死」だ。

これが嘘だと思うなら、アメリカ政府がワクチン被害者に40億ドルも支払った理由を考えてみてほしい。ちなみにイギリスでは、ワクチン被害に対して1人当たり平均12万ポンドを支払うことになっている。過去にもすでに多額の賠償金を支払っている。ワクチン接種が脳障害や死亡の原因だと認める者がいないため、ほとんどの患者やその親族は泣き寝入りであることも忘れないでほしい。

米国疾病対策センター（CDC）は、「ワクチン有害事象報告システム」はごく一部の有害事象報告しか受けていないと言う。引用されている数字は、MMRワクチンだけで年間約40件の死亡・後遺症が報告されているというものだが、重篤な副作用のうち報告されるのはわずか1％程度とも言われている。医師は、どんなに重大な副作用の疑いがあっても報告しないのだが、その理由は訴訟を恐れているだけではなく、自分たちが推奨した製品が害をもたらしたということを認めたくないからだ。

調べてみてほしい。リサーチしてほしい。政治家に聞いてみよう。はっきりした答えを得るには時間がかかるかもしれないが。

もし、あるメーカーの乾燥機が年間40人の子どもの死亡事故または後遺症を負う事故の原因となったら、ジャーナリストや親たちはどれほど騒ぐだろうか？

しかしジャーナリストたちは、「ワクチン接種に問題があるのではないか？」と示唆する勇者を悪者にすることばかり専念している。ある国では、ワクチンの問題に切り込むと、テロ行為になると言われている。

ゲイツ氏が、新しいワクチンの製造者に法的免責を与えると主張したのも、当然のことかもしれない。ワクチンに何か問題が発生しても、製造者は安全というわけだ。まだご覧になっていない方は、「あなたの命を預けられますか？」と題した私の動画をぜひご覧になってほしい（スクリプトは第3巻に掲載）。この動画を見て、怖くなり、驚愕《きょうがく》し、怒りを感じないのであれば、あなたを怖がらせ、驚愕させ、怒らせるものはこの世にないだろう。

要するに、ワクチンのリスクは、冷蔵庫や乾燥機が発火するリスクよりもはるかに高いということだ。

なぜ親やジャーナリストは情報開示を求めないのだろうか？　なぜ多くのワクチン派は、無知であることに甘んじているのだろうか？

リスクに関する別の問題についても話そう。

ほとんどの人は、乾燥機や冷蔵庫を1台しか持っていない。しかし、最近の子どもたちは、何十種類ものワクチンを次から次へと接種される。ワクチンのスケジュールは国によって異なるが、12歳になるまでに、ほとんどの子どもが数十回のワクチン接種を受けているのではなかろうか。それぞれのワクチンにはリスクがある。もう1つの危険性と言えば、私が調べた限りでは、人体の中で複数のワクチンがどのように相互作用するのか誰も研究していないことだ。これらのワクチンは免疫系にどのような影響を与えるのか？　皆さんも察していると思うが、長期的な研究は行われていない。もちろん、安全性のテストも。もし行われていたとしたら、秘密裡に行われていたのだろう……いや、ありえない。ワクチン推進派の中には、「ワクチンは人々をウイルスから守り、命を救うもの。このようなことは問題ではない」と言う人もいるだろう。

だが、その意見も疑わしい。事実、接種された人の命を守れていない。

では、いったいなぜ予防接種がこれほどまでに普及しているのだろうか？　賢そうな人でも、なぜかワクチンのことに関しては途端に愚か者になってしまう。騙されやすいのだろうか？　狂犬？　注射オタク？　私には理解できない。

製薬会社は予防接種により数十億円を稼ぎ、医師は数万円を稼ぎ、ビル＆メリンダ・ゲイツ財団のような推進派は、ジャーナリストやさまざまな団体にお金をばらまいている。

そんなことはさておき、予防接種をする理由の1つに、「集団免疫」を獲得するためだということが言われている。この言葉は、ここ数か月で非常によく使われるようになった。今までこの言葉を聞いたことがなかった人でさえも、今やあらゆる場面でこの言葉を口にするようになった。

集団免疫とは、簡単に言えば、ある地域の多くの人々が感染症にかかったり、あるいはワクチンを接種したりしたことで、免疫があるとみなされることを指す。多くの人がワクチンを接種し、免疫を獲得すれば、その地域でのその病気の発症は少なくなる。

しかし、ワクチンは常に効果があるわけではないので、すべての人を病気から守ることはできない。また、ワクチン被害に遭う人もいるだろう。ただし、病気になる人は減るので、経済的にはメリットがある。入院患者が減るからだ。病気の家族のために仕事を休まなければならない人も減る。理論上では、ワクチンでダメージを受ける人の数が増えない限りは、うまく行く。

ワクチン推進派の主な主張は「お金」だ。ワクチン接種には多額の費用がかかり、亡くなる人も後遺症が残る人もいるが、費用対効果は高い。

私は、ワクチンを打つべきではないと言っているのではない。ただ、もっと情報が、テストが、真実が必要だと言っているだけだ。長期投与試験が行われていない可能性があるのに、70億人もの人々に未知のワクチンが投与されるとは恐ろしい。長期的にはどのような副作用があるのだろうか？　がんを引き起こす可能性は？　生殖能力への影響は？

私は何年も、歴代の最高医療責任者とワクチン接種の問題について生放送で議論したいと申し出ているが、残念ながら、この申し出は無視され続けている。イギリスの予防接種プログラムの責任者である政治家、マット・ハンコック氏にインタビューをしてみたいものだ。政治家のハンコック氏は、テレビに出るのが大好きだ。私はその逆だ。他の誰かがインタビューしてくれるなら、そのほうがいい。視聴率を上げたいのなら、きっとこれは人気の番組になるのではないだろうか？

ハンコック氏は簡単な質問に答え、ワクチン接種のメリットを教えてくれるだけでいい。私たちは、安全性と有効性について議論することができる。番組は録画ではなく生放送で、誰もが見られるように全国放送にしたい。

新型コロナウイルス感染症で死亡した人の少なくとも80％は80歳以上で、すでに疾患を抱えていた患者だと思われるのに、なぜワクチンを全国民に接種することにそんなに熱心なぜなのかを知りたい。政府は高齢者にあまり関心を持っていないように見えるのだが、なぜ彼らにテストが不十分なワクチンを必死に導入しようとしているのだろうか？　英国政府は「リバプール・ケア・パスウェイ」（訳注：終末期の患者の苦痛緩和を目的とした入院診療計画）を使って、高齢者を飢え死にさせたくせに、今度は、高齢者を守るために国民全員にワクチンを接種するだと？　まったく理解できない。

今、何が起こっているのかぜひ聞いてみたい。アメリカのアンソニー・ファウチ博士なら、テレビの生中継で、ワクチン接種について議論してくれるだろう。

一部の国家安全保障の分野を除いて、私たちの生活については公の議論が禁止されている。ジョン・スノウ、イグナッツ・ゼンメルワイス、パラケルススといった素晴らしい医師たちが、疑問視されていた時代にタイムスリップしてしまったかのようだ。

ハンコック氏はワクチン接種の熱烈な支持者なのだから、テレビでもその主張をしたいと思わないのだろうか？　視聴者は、その話を聞いた上で、各自が判断することができる。

私は自分の評判を危険にさらす覚悟がある。ハンコック氏は自分の名声を懸けてでも、ワクチンを擁護する覚悟があるのだろうか？　もし、それがないのであれば……なぜか？

これを読んでいる方に提案したいのだが、ワクチン接種に関するすべての記事にコメントを投書してみてはいかがだろうか？

「ワクチンがそんなに安全なら、なぜ政府はワクチン被害者に何百万もの支払いをしたのか?」と。

もし、乾燥機メーカーが40億ドル以上の賠償金を支払ったと聞いたら、普通はその理由を知りたいのではないだろうか?

最後に言いたいことが2つ。

まず、私はこの短い動画を作成するために、何千冊もの本や科学論文を読んでいるので、それで一日が過ぎる。各動画の参考文献をすべて記載すると、せいぜい週に1本の動画作成がやっとだ。しかし、インターネットが普及した今、参考文献を見つけるのは難しいことではない。評判の良いソースを見つけて調べてほしい。BBCは論外だ。

次に、メールはもう利用していない。メールを送るのはやめてほしい。一日に3000人もの罵声、質問、コメントに返信していたら、動画作成ができなくなってしまう。もしハンコック氏が私の挑戦を受け入れるのであれば、どこかのメディアでそう言ってほしい。

2020年7月25日

Chapter 17

悪魔との戦争が勃発⁉

マスク着用が義務づけられてから、悲惨な体験をした。

元々、私はマスクをしていなかったが、店員とのトラブルはそれほどなかった。ところが今や、警視総監クレシダ・ディック様の「なんじの隣人に恥をかかせよ」という言葉に感化された客たちから罵倒されている。もし彼らが自転車乗りならば、間違いなくヘルメットに小型カメラを搭載していただろう。私が「ウイルスとマスクの関係は、蚊と鶏小屋の網のようなものだ」と説明すると、彼らはとても驚いていた。

正直なところ、私はルールを守るのが苦手である。それは遺伝的なもので、どうしようもないことなのだ。学校ではいつも問題を起こしていた。喧嘩《けんか》をしたわけではない。ただルールに従わなかったからだ。

陸軍幼年部隊にいたときは、金曜日にチクチクした制服を着て、運動場で行進しなければならなかった。ある金曜日のこと、雨が降っていたのでギャバジン生地のレインコートを羽織ったところ、軍曹長に怒鳴られた。私は教室でひとりぬくぬくと本を読んだ。これは貴重な教訓だった。

「イニシアティブテスト」というテストに参加したときにも、こんな話がある。遠く離れた村に連れて行かれ、紙に書かれた20の質問に答えるというものだ。私はある店に立ち寄り、ソーダを買った。するとカウンターの親切な女性が質問の答えをすべて教えてくれた。そのため、やることがなくなって、森でリスの観察をした。20問すべて正解したのは私だけだった。少佐は、なぜあんなにきれいな文字で答えが書かれているのだと聞いてきた。私は彼に本当のことを言ったのだが、やはり怒鳴られた。私は「これはイニシアティブを握るためのテストではないのか?」と言い返したが、やはり問題視され、とうとう部隊から追い出されてしまった。その後、私は毎週金曜日の午後、教室に座って本を読むことになった。私の学校では、人を罰する方法を知っていたのだ。

大学に入ると、全国学生連合に入れと言われたが、私は拒否した。その理由は、「加入しなければならない」と言われたからだ。その連合については何も知らない。私は人権関連の法律を引用して、加入しないことを認めてもらった。そのせいで何か月もトラブルが続いた。

病院に就職したときには、経理担当者から、最初の給料から食事代と宿泊代が差し引かれると言われたが、私は小切手で支払いたいと答えた。担当者は拒否した。私は「それなら家に帰る」と言った。ついに、彼らは会計システムを再構築してくれた。

私は、これまでに所属したクラブや仕事をほとんど辞めてきたが、これは信念に基づいた行動だ。恥をさらしたり、カッコつけたりするために話をしているのではない。なぜ私が平然とスーパーの床に貼られている矢印と逆方向に進むのかを説明するためだ。いじわるな税関とは口論しなかったことがない。こればかりは自分ではどうすることもできない。

だが最近では、買い物に行ったときはきちんと会話する努力をしている。問題があるのは店員ではない。2人の例外を除いて、店員は何も気にしていないようだった。

あるとき1人の店員が「マスクはしていないのですか？」と尋ねてきたので、「マスクはしません」と正直に答えた（「見えないマスクをしている」と言おうかとも思ったがやめた）。

すると店員は「あなたは免除対象者ですか？」と尋ねてきたので、そうだと答えた。さらに彼女は「どのようなご病気ですか？」と尋ねてきたので、その質問は失礼かつ無関係だと伝えた。まるでペリー・メイスン（訳注：推理小説の主人公で、刑事事件専門の弁護士）のようだ。

「私が病気を持っていたら、差別するおつもりですか？」と丁寧に尋ねると、「喘息とでも書いておきましょうか」と彼女は答えた。「いつものことですから」と。きっと私は喘息と書かれたことだろう。

別の日には、店員がなぜマスクをしないのか聞いてきたので、「自分は殺人鬼のサイコパスで、精神科医からマスクをすると発作が起きると言われている」と答えた。「でも、どうしてもとおっしゃるなら、マスクをしますよ」と穏やかに言ったところ、「いえ、その必要はありません」と店員は慌てていた。

むしろ、マスクをなぜしていないかを知りたがるのは他の客たちだった。私はその都度、いかにマスクが役立たずで危険であるか、いかに政府が信用できないかを説明した。

他にも不思議な体験をした。八百屋の店先にいたときのことだ。「並んでいるんですか？」と若い男性に聞かれ、私は「満員だと言われてね。誰かが帰らないと入れないんだよ」と答えた。

「どうしてですか？」と若者が何の気なしに尋ねた。

「床のせいだよ」と私は言った。「床がオンボロで、一度にたくさんのお客が入ると、床が抜けて地下室に落ちるんだ」。

「ええ？」と若者はぎょっとした様子だった。

「それはひどいな」

彼はそう言って一瞬神妙な顔をしたが、はっと気づいて笑った。「僕は騙されやすいんです」。

そこで私は、「古い芝刈り機を安く譲ろうか」と伝えた。「骨董品《こっとうひん》だから数千ポンドの価値があるよ」と。

「さすがに2回も騙されませんよ」と彼はさらに笑った。

これは単なるバカげたエピソードだが、多くの人がマスクをして、ますますバカになろうとしている。ある若者は、食事のときもマスクを外したくないのか、ケーキをマスクの横から入れようとしていた。また、ブラウスと同じ柄のマスクをつけた女性もいた。あれにはがっかりした。マスクをファッションとして着用するなんて、奴隷がクリスチャン・ディオールを着て綿摘みをしているようなものだ。

ある書店の入り口には「消毒とマスク着用のご協力をお願いします」と書かれていた。その店に客はいなかった。私は、手にベタベタと消毒液を塗って、すべての本を触ろうかと思ったが、例の「恥、洗脳、従属」のシンボルを着用していなかったので、入れなかった。なんてことだ。

ある小さな店では、床に進行方向を示す矢印が貼られていた。逆方向に進んだところ、「ローン・レンジャー」のフロおばさん似のヒステリーそうな女性が私を避けようと、ひょいっと横っ飛びしてチョコレートビスケットの棚にぶつかった。楽しめる遊びを見つけるのはいいことだ。敵の協力者に情けをかける必要はない。

あるデパートは現金の受け取りを拒否したので、私は何も買わず店員に「長年この店を使ってきたが、現金を受け取らない限り、二度と来ないと店長に伝えてくれ」と言った。あるスーパーには、「マスクをしてヒーローになろう」というポスターが貼られていた。涙が出そうだ。テロリズムの奴隷になれば、ヒーローになれる？　正気か？

私のテロリズムの定義は「道徳的制約を受けない威嚇による政治」だ。少し考えてみれば、私たちの税金は現在、政府が集めたテロリストたちに支払われていることがわかる。イギリスでは、国民に奉仕するはずの政府が税金を使って英国陸軍第77旅団を雇い、真実や議論を抑圧している。これは合法でも、道徳的でもない。

私たちの生活は乗っ取られ、戦時中の洗脳プロ集団によって細かく管理されている。現行のルールに従うべき根拠は何もなく、理解できないほど混乱している。この混乱は、もちろん意図的に生み出されたものである。現行の法律の下では、ピンピンしている高齢者は軟禁されるのに、体の弱い人、病気の人、慢性病のある人は、ピクニックやボウリング以外の外出が許されている。

私たちは根拠もなく、政府の気まぐれで軟禁され続ける。ようやく外出許可が出たところで、人とは距離を置かなければならないため、うっかり舗道のひび割れにはまりそうだ。お店や銀行、レストランに入るときはマスクをしなければならないが、オフィスでは必要ないそうだ。家の中でもマスクをしなければならないが、ウイルスは高いところが嫌いなので、2階には行かない。デパートでは、1階とエレベーターの中ではマスクをしなければならないが、レストランが2階より上にある場合、マスクは必要ない。長さ18フィート以上のトレーラーには宿泊してもいいが、長さ14フィート以下だと一度に2人しか乗れない。泳ぐ場合は、溺《おぼ》れていない限りマスクを着用しなければならない。結婚して5年以上経過していない人は、マスクを共有してはいけない。お店では店員はマスクをしなくてもよいが、客はマスクをしなければならない。レストランでは店員はマスクをしなければならないが、お客さんはマスクをしなくてもよい。もしマスクをしてテイクアウトを注文した場合、食べ物を外に持ち出して食べなければならないが、マスクをしないで入った場合は、テーブルで食べることができる。友達と話したり、歌ったりしてはならない。テニスやクリケットは友人1名とならプレーすることができる。ただしボールを触るたびに30秒間消毒すること。プロのスポーツ選手は、無観客である限り、プレーすることができる。

マスクをしてソーシャルディスタンスを保っていれば礼拝所に入ることはできるが、礼拝も歌もない。パブは、静かに座って携帯電話で飲み物を注文し、自分の個人情報をすべて開示するならば入店が許される。ビリヤードやダーツ、ドミノゲーム、クイズなどは禁止。生演奏も禁止。バーには近づいてもいけない。トイレに行く場合はテーブルを離れてよいが、完全に洗浄・消毒されていないトイレには行ってはいけない。ヘアサロンやネイルサロンは再開しているが、病院の理学療法科はまだ閉まっている。開いている歯医者があればラッキーだが、歯の詰め物をしてもらうことができないため、痛みの原因は取り除かなければならない。政治的に許容範囲な主張をするデモをすることはできるが、ロックダウンに関連するデモはできない。ソーシャルディスタンスやマスク着用に関する法律は、左翼政治家に抗議する場合には免除されるが、右翼政治家に抗議する場合には守らなければいけない。友人や親戚と海辺、公園、庭でピクニックをすることはできないが、自宅で1人で食事をすることはできる（もっとも、マスクをしていないと食べ物を買いに行くことはできないが）。公園でジョギングすることはできるが、ベンチで休んではいけない。風俗嬢と室内でセックスすることはできるが、婚約者とセックスする場合は、庭でしなければならない……。

さて、皆さんに問題だ。どれが本当でどれが嘘だろうか？　私もよくわからない。もう何もかもがナンセンスだ。「もっと悪いことが起こる」と常に言われ続けている。新型コロナウイルスは変異しようとしている。変異すると、はるかに危険なものになる。未知のウイルスが豚やコウモリから飛び出し、何百万人、何億人、あるいは何十億人もの命を奪うことになるのだ。ウイルスに感染した人は、定期的にワクチン接種が必要となる。来年の冬のインフルエンザは、例年よりもひどいものになるだろう。大規模な洪水が発生し、それが収まれば今度は大規模な火災が発生すると言われている。これらはすべて、私たちが偉大ではない人間の銅像を設置しすぎたせいである。役人や公務員たちは税金を使って私たちを脅かしている。

サタンの力を借りたやつらがあちこちに潜んでいる。あべこべな世界では、次に何が起こるのか想像もつかないので、裏切り者をあぶりだしていかなければならない。これは戦争であり、我々はレジスタンスである。

２０２０年７月26日

Chapter 18

でたらめなBBCの真偽検証

先日、BBCのサイトにこのような記事が掲載された。「コロナウイルス――マスクに関する噂《うわさ》の真相」。

この記事の執筆者は2名、他に5名が追加取材をしている。かなり短い記事を書くのに7人もを必要とするのはBBCだけだろう。内容は、ソーシャルメディアに氾濫するマスクに関する情報の真偽を検証するというものだった。

まず「マスクが体から酸素を奪う」という情報だったが、驚くことに「間違った情報」と書かれていた。彼らは、キース・ニール教授とかいう感染症の専門家の言葉を引用し、「薄い紙や布製のマスクが低酸素症を起こすことはない」と述べている。別の記事でもニール教授は、マスクやフェイスカバーを室内でも着用する必要があると述べている。

次のような世界保健機関（WHO）の見解も引用されていた。「医療用マスクは適切に装着していれば、長時間着用していても二酸化炭素中毒や酸素欠乏症を引き起こすことはない」。もちろん、私がこの文章を書き終える頃には、その見解は変わっているかもしれないが。実際そのようになっているようだ。

この教授とＷＨＯという組織は、「グーンショー」（ラジオコメディ番組）や「マルクス兄弟」（コメディグループ）のメンバーと同じくらい信頼性の高い健康専門家である。ＢＢＣは、何の研究結果も引用せずにこのような結論を出している。

ＢＢＣのちびっこたちには申し訳ないが、何かを論破するときには、まずきちんとした調査結果を提示してほしい。例えば、英国政府は、国民が呼吸器系の問題を抱えている場合は、マスクを着用しなくてよいと述べている。マスクで呼吸は苦しくならないと言っているくせに、なぜそんな矛盾したことを言うのだろう？

呼吸とは、酸素を吸い込み、二酸化炭素を吐き出すことであると誰かＢＢＣに説明してくれないだろうか。酸素を吸って、二酸化炭素を吐く、自然の摂理である。

また、マスクをしてトラックを走っていた2人の男子学生が倒れて亡くなったことについてはどうだろうか。これは、酸素不足による心臓への負担が命取りになったのではないかと推測されている。また、先日インターネット上に掲載された、マスクを顎まで下げて路上に倒れていた女性の写真についてはどうだろうか。

53人の外科医が参加した研究では、マスクの装着時間が長くなるほど、血中酸素濃度の低下が大きくなることがわかっている。その結果、気を失ったり、自然免疫に悪影響を与えたりすることもあり、感染症のリスクも高まる可能性があると結論づけられていた。N95マスクを装着すると、血中酸素濃度が20%も低下し、意識を失う可能性があると報告されている。当然、運転手、歩行者、立っている人がN95マスクを着用していれば危険である。

BBCは、パルスオキシメーターとマスクを購入して独自に調査することだってできたはずだ。科学的ではないかもしれないが、根拠を明らかにすることはできる。

また、マスクを装着した医療従事者212人を対象とした調査では、3分の1の人が頭痛を発症し、60%の人が鎮痛剤を飲んでいた。頭痛の原因としては、血液中の二酸化炭素の増加や、血液中酸素の減少が考えられている。

159人の若いヘルスワーカーを対象にした調査では、81%がマスク着用後に頭痛を発症し、仕事に支障をきたしていた。

残念なことに、BBCの7人のライターはこれらの情報を引用していない。退屈な研究論文で論破されてはたまらないからだろうか?

それはさておき、BBCの2回目の記事には何が書いてあったか見てみよう。「マスクは二酸化炭素中毒を引き起こす」が本当かという内容だ。彼らはこの主張を裏付ける証拠は何もないと言う。

今回もニール教授の「ぴったりとしたマスクでもしない限り、二酸化炭素が閉じ込められることはない」という意見を参考にしていたようだが、政府はぴったりとしたマスクを推奨しているではないか。ゆるゆるのマスクでは無意味だと。

ニール教授に物申したいのだが、実際のところ、呼吸器疾患を抱えている人は、マスクをすることでさらに悪化することがわかっている。息を吐くたびに二酸化炭素が閉じ込められるのは理にかなっている。問題は、マスクをしているとより頻繁により深く呼吸をするので、新型コロナウイルスに感染している人は、より多くのウイルスを肺に吸い込んでしまうのではないかということだ。着用が長時間になりマスクが汚染されている場合は、さらにリスクが高まる。どのくらいが長時間なのか？　誰にもわからない。私が知る限り、研究は行われていない。

ＢＢＣの３つ目のターゲットは「マスクが免疫系に悪影響を与える」という主張だ。ＢＢＣはこの主張を裏付ける証拠はないと結論づけたが、さほど驚かなかった。７人のライターとファクトチェック担当者は、ニール教授の「マスクをすれば細菌が口や鼻に入るのが防がれるので、免疫システムが作動する必要がなくなる。だからといって免疫システムが抑制されているわけではない」という意見を参考にしたようだ。

だが、本当か？　ＢＢＣや専門家の意見には反対したくないが、もし人々がマスクを長期間（数か月から数年）着用した場合、現実世界との接触がなくなるため、免疫システムが衰えるのではないかと私は考えている。

マスクは、特定の病気に対する免疫力の向上を妨げるのだろうか？　これは多くの要因（主にマスクの効果）によって変わる。もしマスクが免疫系に影響を与えないのであれば、マスクを着用する価値はないと思う。また、マスクの繊維にウイルスが蓄積されると、吸い込むウイルスの量が増えてしまい、体の免疫反応を弱めて、あらゆる感染症のリスクが高まる。

このようなことを心配しているのは私だけではない。元神経外科医のラッセル・ブレイロック博士は、マスクを装着すると、頭痛から過呼吸（過剰な二酸化炭素の蓄積）までさまざまな問題が発生し、命に関わる可能性があると報告している。

ニューハンプシャー州では、何時間もマスクを着用していたドライバーが気を失って事故を起こした。警察は「ドライバーが気絶したのは、酸素が不足して、二酸化炭素の摂取量が過剰になったからだ」と報告している。

もう1つ『ブリティッシュ・メディカル・ジャーナル』誌の記事を紹介したい。

「マスクは呼吸を困難にする。ＣＯＰＤ（慢性閉塞性肺疾患）の患者にとって、マスクは息苦しさを悪化させる。さらに、呼吸をするごとに、それまで吐き出した二酸化炭素を吸い込むことになる。この２つの現象により、呼吸の回数および深さが増し、呼吸量を増加させる。そのため、マスクをしている感染者が汚染された空気を拡散すると、新型コロナウイルス感染症が広がる恐れがある。また、呼吸が増えることでウイルスが肺に押し流されると、感染者の容態は悪化する可能性がある」。

ＢＢＣが調べたよりも多くの情報を私は調べている。残念ながら、ＢＢＣはまたしても間違っていた。そして、慰め程度にしかならない危険な情報を広めている。ＢＢＣは、もっと多くの情報ソースを探す必要があると思う。

ＢＢＣのちびっこたちよ、自分の意見を２～３の科学論文で裏付けようとするのは簡単なことだが、たった１人の研究者の言葉だけとは、少し無理がないだろうか？　悲しいことに、マスク着用に関する研究はあまり行われていない。次のファクトチェックは、大人に手伝ってもらうがいい。

この苦情は、政府、欧州連合（ＥＵ）、ビル＆メリンダ・ゲイツ財団と財政的なつながりがあるＢＢＣに送ってほしい。また、マスクの真実について知りたい方は、私の動画「マスクの是非を問う」と「マスク論争２　なぜ政府はマスク着用を無理強いするのか？」と題した２つの動画をご覧になってほしい（スクリプトは第２巻に掲載）。

ユーチューブは最初のマスク動画を削除したが、「この動画には真実しか含まれておらず、削除するのは政治的介入ではないか」と抗議すると、再度アップロードしてくれた。BBCの調査チームは私の動画やホームページを見ていなかったのだろう。ショックであり、ひどく失望した。

最後に、私自身の調査結果によると、BBCは信頼できないことが判明したとお知らせしておく。もし今回の記事が小学生の書いた学校新聞であれば、私は7人の著者に100点満点中7点をつける。かろうじて名前はキチンと書けていたようなので、オマケ点だ。もしあなたがイギリス人ならば、この信頼できないメディアにはお金を寄付しないことだ。

もちろん、受信料を払わないことは違法な行為ではない。イギリスでは、生放送を見たり、録画したりする場合は、「テレビライセンス料」が必要だ。生放送を見ず、番組終了後にストリーミングを視聴する場合、ライセンスは必要ない。その情報は、『ガーディアン』とかいう新聞の記事で確認した。というのも、ガーディアン紙がBBCを悪く言うはずがないと思ったからだ。結局のところ、両方ともビル&メリンダ・ゲイツ財団と関係があった。

私自身もライセンス料の支払いをやめられればいいのだが、残念なことにそれはできない。もう何年もBBCの受信料を払っていないのだ。

2020年7月27日

Chapter 19

我々の国を取り戻そう！

今、私たちの生活や世界を動かしているのは誰なのだろうか？

私個人が思う「地球でもっとも危険な人々」をリストアップしてみた。もし私が知らない人をディナーに招くのが好きな人間であったとしても、絶対に誘いたくない人々だ。

まずは、自称「医療専門家」のゲイツ氏だが、彼は普通の人なら考えられないほど多くのことに首を突っ込んでいる。先日、テレビのAIスピーカーに向かって「ビル・ゲイツはサイコパスですか？」と尋ねたところ、「ウィキペディアでは、純粋なサイコパスと呼ばれています」という答えが返ってきた。テレビの意見ではあるが、最近ではテレビもゲイツ氏についての見解を持っているようだ。世界のどこかで厄介なことが起こっているときには、たいていゲイツが一枚嚙《か》んでいる。

ゲイツ氏は地球温暖化を食い止めるために太陽光を遮断しようとしているハーバード大学の科学者に資金を提供している。この話を聞いたことがない人は、ちょっと立ち止まって考えてみてほしい。太陽の光が地球に届かないように、何百万トンもの粉塵《ふんじん》を成層圏に散布したいと考えているのだ。

毎日800機以上の大型航空機で数百万トンのチョークの粉を地球から12マイルの高さまで持ち上げ、その粉を散布して太陽の光が届かないようにするというものだ。熱気球を上げて粉を大気中に放出するという計画もある。

これにはいくつかの問題点があることはご存知だろう。そもそも、地球温暖化が単なる自然現象であることは誰も証明できていない。さらに、地球がだんだん冷えていく段階に向かっていると考えている科学者もたくさんいる。

また、ゲイツ氏の資金や科学者が空に向かって粉塵をまき散らすことで、干ばつやハリケーン、大量の死者を出すと懸念している人もいる。地球を冷やすために大気を変化させると、予測できない影響が出る可能性があることはすでに明らかだ。1815年には、火山の噴火によって作物の不足や病気の発生が起こった。世界の人口を減らそうとしている人にとっては、これらのことはラッキーなのかもしれない。

800機の大型航空機が毎日離陸し、12マイル上空まで飛行すると、かなりの量の航空燃料が必要になるが、誰もゲイツにそれを指摘しない。何の粉塵をまくつもりなのだろうか？　カルシウムという説もあるし、バリウム、アルミナ、ストロンチウムが使われるかもしれないという話も聞いたことがある。それが何であれ、空気の質が向上するわけもない。要するに、これは世界の人口を保護するのではなく、削減するための方法であるように思えるのだ。気候変動の名目で。

今回は、ジョージ・ソロスについてお話ししよう。彼は、金儲けが好きな男であり、そのことを本人も認めている。ブタの貯金箱には250億ドルあると言われている。主流メディアは彼を慈善家ともてはやすが、まだ250億ドルもあるのならば、あまりたくさん寄付をしていないのだろう。

私が今まで見た中でもっとも恐ろしいインタビューは、1998年の「60ミニッツ」という番組だ。ソロスは10代の頃、ナチスと協力してユダヤ人から財産を没収したことを認めたのだ。

「そのことについて悪いと感じていましたか？　抵抗はありませんでしたか？」と聞かれると「全然」と彼は言った。罪悪感もなさそうだった。正確にどう答えたかは覚えていないが、「自分がやらなくても誰かがやっただろう」というような意味合いのことを言っていた。

最近のソロスは、「ブラック・ライヴズ・マター」や反ファシスト派にも資金を提供しているらしい。なぜそんなことをするのだろうか？　ひょっとして、利益でもあるのだろうか？

もしかしたら、仲間と一緒に取り組んでいるグレート・リセットとやらを国民に受け入れさせるために、わざと問題を起こそうとしているのではないだろうか？

他にリストに加えるとすれば、あの洗脳されたスウェーデンのお嬢ちゃんだ。彼女が世界の終わりについて吠えれば吠えるほど、アジェンダ21やグレート・リセット、新世界秩序の推進派にとっては有利になる。

あの娘は、無邪気な隠れ蓑《みの》として気候変動信者たちにうまく利用されているだけだ。評論家が思わず攻撃をためらってしまうような、真面目そうな子どもがうってつけなのだ。7歳にしか見えない真面目なスウェーデンの少女に、いったい誰が辛辣な質問をぶつけられるというのだろうか？

とはいえ、彼女や緑の党は私の「嫌いな人リスト」に入っている。

グリーンピースについても少しお話ししよう。この団体は、私の主催する「聖人ぶった組織アワード」で過去287年間連続金メダルを受賞している。

この団体は、世界中の石油を地中に残そうというキャンペーンを行っていたが、2014年、ある上級幹部が2年間にわたって飛行機で通勤していたことが報じられた。ルクセンブルクからアムステルダムまで飛行機を利用していたそうだが、「仕事と家族のニーズを両立させるため」に飛行機を利用したのだと、エグゼクティブ・ディレクターに擁護されていた。

2020年2月、グリーンピースはフィナンシャル・タイムズ紙の一面を買い取り、グリーンピースUKのエグゼクティブ・ディレクターが石油会社のBPに送った手紙を掲載した。化石燃料の使用中止を要求する傲慢な手紙だった。だが、従業員が使う飛行機には燃料が必要なのではないだろうか？　あきれ返るほどの偽善である。

続いて、新顔のロンドン警視総監。彼女をクビにすべきだったと思うのは、私だけではないだろう。実際、クビを求めたこともある。彼女は警察のトップに立ち、マスクをしない人は恥ずべきだと公言している。店内でマスクをしない人は恥ずかしいと公言することが、警視総監の役割だとは到底思えない。

この女性は、政府が、疾患（不安症状等も含む）を抱えている人はマスクをする必要はないと明言していることを知らないのだろうか？　幼い子どもたちもする必要はない。さまざまな理由でマスクを着用できない人々に、恥をかかせたいのだろうか？　警察は、呼吸器系や心臓系の疾患を持つ患者を辱めるつもりだろうか？　ディックは、メンタルヘルスの問題を抱える人たちを侮辱したいのだろうか？　マスクができない人を追いかけて、罵声を浴びせろというのだろうか？　彼女はどんな辱めを望んでいるのだろうか？　クレシダ・ディックに対する軽蔑の念は尽きない。

私たちは一丸となってこの女性に恥をかかせ、クビにすべきだ。謝罪だけでは十分ではない。

議員や新聞社に手紙を出そう。すべてのことは後回しにして、この女をクビにするためにできることをしてほしい。彼女は人類の恥だ。信じられない。病人、弱者、不安症の人、メンタルヘルスを患う人を辱めるなんて私は信じられない！　子どもたちまでもが犠牲になっている！

マスクをしていない人がお店で怒鳴られているのは、彼女の働きかけのおかげだ。文明社会では、問題を議論することができるのだが、今は禁止されている。その代わりに、ゲイツやソロスを支持し、マスクを着用し、一列に並び、私たちの生活を支配し、科学的根拠を無視した法律で私たちを奴隷化しようとする人たちに敬礼しないと辱められる。

このリストの最後になるが、私が軽蔑しているのは、その協力者たちである。喜んでマスクを被り、独裁者たちにペコペコしている無知な人々のことだ。

現在、店頭でマスクをしている人のうち、何人が昨年インフルエンザ対策でマスクをしていたのだろうか？　インフルエンザ対策としてマスクをしなかった人は、なぜしなかったのだろうか？　リスクは同じなのに。

この戦争における敵は、ソロスでもゲイツでも、スウェーデンの少女でもディックでもない。自分の目で真実を追及しようとしない怠け者たちだ。

私はそういう人々をもっとも軽蔑している。

ここは我々の国なのだ。自分たちの国は自分たちで取り戻さなければならない。

２０２０年7月28日

Chapter 20

ゾンビ大量発生の理由《わけ》

「獲得と消費に明け暮れ、我々は力をすり減らしている」。イギリス、レイクランドの詩人ウィリアム・ワーズワースは、スイセンの虜《とりこ》になっていなかった希少な時期にこう書いた。

現在では、以下のように書き換えねばならないだろう。「心配と服従に明け暮れ、我々は力をすり減らしている」。

これこそが今、世界中で起こっていることなのだ。

ニューアブノーマルの時代、我々の一挙手一投足、ささいな野望や考えのすべては法律で規制され、抑圧されている。しかもその法律の筋の通らなさといったら、パトリック・マクグーハン主演の偉大なるテレビシリーズ『プリズナーNo・6』(正直言うと、最近この番組のことをよく思い出している)とほぼ同等だ。このシリーズでは日常を崩壊させ、ジョージ・オーウェル式ファンタジーの不条理な世界へと昇華している。

我々の中で、現状は何かおかしいと確信している者は、押し付けられた新しい世界秩序の複雑さを紐解《ひもと》こうとして、時間の大半を無駄に費やしている。まさに、現代版ゴルディオスの結び目、解決不能な難題である。我々はこの難題を解くヒントを探して、危険を顧みずウサギの巣穴に潜り、暗い洞窟を歩き、豆の木を登る。

言うまでもない事実だが、今我々の生活を支配しているこの恐怖と混乱の元凶は、多くの人物だ。

政治家、医学・科学アドバイザー、計略まみれの国際組織、さらなる富と権力を得んとする億万長者という面々が、容疑者リストの上位を占めるだろう。それから、コモン・パーパス（訳注：イギリスの非営利団体）の怠け者たち。自分たちがコントロールする側で、新たなる上級市民であると入念に洗脳されているが、その実、ただの世話役に過ぎない。何の疑問も持たず、マスター（ご主人様）の意思が確実に実行されるようにするためだけに存在しているのだ。

むろん、言われたことに疑問を持とうともしない、面倒くさがりの愚か者どもも容疑者リストに載っている。喜んでくだらないマスクをつけ、ソーシャルディスタンスを保ち、とんでもなく浅はかな法律が制定されるたび、まるで命でも懸かっているかのようにそのすべてに従う。彼らが、屋内・屋外を問わず、年がら年中マスクをつけるようになるのも、時間の問題だろう。家を出るときは毎回、自ら進んで手袋をつけるはずだ。そして、これ以上ないほど頻繁に手を洗い、およそ存在もしない脅威を洗い流そうと無駄な努力を重ねる。その哀れな従順さは敵を強固にするだけだが、彼らは言われたことを鵜呑みにするのだから、救いようがない（破滅へ向かうのは必至である）。だが、危険なのは、彼らが我々を道連れにすることだ。

そういう人たちは良識ある行動をしていると自負するが、その実態は、敵の協力者、人類への反逆者、無知で愚鈍な罪人でしかない。見当違いな信頼と卑しむべき弱さで、敵に力を与えているのである。

従順な人々の存在がなければ、文明を破壊しようと目論む輩は何も成し遂げられないだろう。銅像を引きずり下ろし、ビルを攻撃して歴史的な記念物や記憶をすべて消し去ろうとする抗議者たちは、奴らの術中にまんまとはまっている。奴らの望みは、良い過去も悪い過去も葬って、永久奴隷制の新世界を一から築くことなのだ。抗議者たちは、人種やジェンダーの問題を十分に考えていないと思われる人を見つけては公然と非難することで、結果的に人類最大の敵に手を貸している。

例えば、正義感に酔った自己満足の気取り屋である、騒々しい環境活動家たち。彼らの言動は、集団自殺へと突き進む、頭のおかしなレミング（ネズミ）のようである。我々を崖っぷちへ追い込み、岩場に叩きつけるのだ。運よく生き残っても、そこは極悪人たちの手の中。彼らは、貧困や飢えを根絶したいという善意の欲望や慈善活動などの偽善を隠れ蓑にしているかもしれないが、その真の原動力は、権力、支配、富という昔ながらの三大要素に対する、自己中心的な憧れに過ぎない。

問題は、新しいアクセサリーを選ぶようにマスクの色やスタイルを選び、誇らしげに身につけているおめでたい一般市民たちが、自分たちは騙されていると理解していないことだ。

彼らは「認知的不協和」と呼ばれるものに苦しめられている。今生きている世界が、以前の世界とはまったく変わってしまったことが信じられないのだ。あまりに巨大で徹底した嘘だから、そんな嘘をつくほど邪悪な人間がいるという事実を受け入れられないでいる。ゲッベルスやヒトラーの名を聞いたことがないのかもしれない。この両人は、嘘が大きければ大きいほど、普通の人にはそんな大ぼらを吹く覚悟のある人がいようとは想像もできず、したがって誰もそれが嘘だとは疑わないだろうと考えていたのだ。

近頃、認知的不協和を起こしている人は、そこら中にいる。まるで呪いにでもかかっているかのように、ゾンビみたいな外見でゾンビみたいな行動をしているではないか。

さらに、この状況を助長している集団がもう1つある。マスメディアである。メディアの力がなければ、事実の改ざん者たちはクーデターを成功させられなかっただろう。

しかもメディアは、その役目を果たそうと世界各地で精力的に活動中だ。

先日、週刊誌『スペクテイター』でマシュー・パリスなる人物が書いた新型コロナウイルス関連の記事を読んだ。曰く、「新型コロナウイルスは世界中で何百万もの人々を殺し、医療崩壊の危機を招いている」とのことだ。

このようなゴミくずが記事になっているのだから、そこら中にゾンビ、つまりコロナを恐れる愚者たちが大量発生しているのも無理はない。

新型コロナウイルス感染症による死者数は、公式発表では50万人を超えたが、今ではこの数字がバカバカしい誇張に過ぎないということが広く知られている。もはや、新型コロナウイルスが医療崩壊の危機を招くと本気で信じている人は、パリス氏以外いないに違いない。

それにしても、BBCほど誤情報を使って大衆をコントロールすることに長けた組織を、私は知らない。以前は誠実さと信頼性の高さに定評があった放送局が、今や、イギリス中からかつてないほどに嫌われ、非難の的となっている。

むろん、これは当然の結果である。

政府を信じるな
マスメディアを信じるな
嘘と戦おう

今一度、私が作ったこのスローガンを思い返してほしい。

2020年7月29日

Chapter 21
世界の悪夢／混沌の時代でも正気を保ち、生き抜く方法

政府や主流メディアが広めた大嘘は何百万もの人々を恐怖に陥れた。

もちろん、人々は間違ったものを恐れている。彼らが恐れているのは、いわゆるインフルエンザのようなものに過ぎない。

まったく新型コロナウイルスはお見事だ。その他の感染性微生物にも同じことが言えよう。

本来であれば、新型コロナウイルスは私たちの世界を壊すものではなかった。今日、本当の意味で恐ろしいのは、忌々しいウイルスそのものではない。パラノイア（偏執病）は、もはや病気ではなく、この世界で生きるための唯一の手段なのだ。

人々の生活を奪うことに加担している協力者たちがいる。彼らはマスクを着用したゾンビのような存在だ。当然、「アジェンダ21」の真の目的を知らないだろう。そして彼らは国連を世界中で素晴らしい活動を行う慈善団体だと考え、世界保健機関（ＷＨＯ）を称賛

すべき独立した組織だと考えている。彼らは現在、国際的な組織が長年計画してきた世界征服のための最終段階に突入していることを知らないのだ。さらに、我々の敵対組織が「グレート・リセット」という言い訳のもと気候変動について熱く語っているが、その協力者たちは気候変動というのは30年以上もかけてでっちあげられた神話であることに気づいていない。

多くの人々は、ビル&メリンダ・ゲイツ財団が太陽の光を遮り、伝統的な農業を破壊する計画に資金を投じていることなど知らない。遺伝子組み換え種子や人造肉を作るモンサント社に対して重点的に投資を行っていることも知らない。人々はそれらの関連性に気づいてなどいないのだ。

さらに、人々はケムトレイルがどうして発生しているのかという理由はおろか、その存在さえも知らないだろう。

何百万もの人々が、主流メディアが毎日発行する新聞や世界中で放送されるBBCといった不誠実な番組が流すデマをいまだに信じ込んでいる。もしあなたが怒り、うろたえ、打ちのめされ、怯え、取り乱していないのであれば、アーント・アガサ氏の言葉を借りると「あなたは注意深く生きてきていないだけ」なのだ。

純粋な人は新型コロナウイルスがクリスマスまでに収束するという政治家のデマを信じ

て、ほっと安堵《あんど》のため息をついただろう。しかし実際、それは私たち皆がマスクと手袋をしっかり着用して、袖を捲《まく》り上げてワクチン接種を終えた場合の話だった（おそらく手袋の着用は、マスク着用の次に屈辱的な規則になるだろう。政府の狙いは私たちの強さ、意思、人間性を打ち砕くことにある。もし少しでも気を取り戻したければ、私の動画「新法：今すぐ雨靴を履きなさい（New Law: Everyone Must Now Hop and Wear Galoshes）」をぜひご覧になっていただきたい）。

ワクチンといえば、「あなたの人生に関わる人々を信じるか？（Would you Trust These People With Your Life）」というタイトルの動画もぜひ観てもらいたい。観たことがある方も、もう一度視聴してほしいし、あなたの周りの人が全員観たと言っていたら、もう一度観てほしいと伝えてもらいたい。

動画の中で私は新しいワクチンを開発している会社の背景について詳しく説明している。GSKという名で知られているグラクソ・スミスクラインについても改めて話そう。GSKは世界の大手製薬会社の1つである。もしGSKがトースターを製造していたとしても、皆さんは絶対にそれを買いたくないと思うだろう。

2014年、GSKは中国の裁判所により贈収賄で有罪判決を言い渡され、4億9000万ドルの罰金を科された。さらに2006年、GSKは依存症になった患者からの請求に対し、1億6000万ドルを支払うことになった。2009年には、重度の心臓病を患う3歳児を持つ家族に対して250万ドルを支払った。そしてカナダでは、5歳の女の子がH1N1型インフルエンザの予防接種を受けてから5日後に死亡したという事件が発生し、両親はGSKに対して420万ドルの賠償金を求める訴訟を起こした。両親の弁護士は、連邦政府が予防接種を受けるよう国民に強い圧力をかけていたため、適切なテストが行われないまま承認されたと主張した。2010年、GSKはパキシルと呼ばれる薬に関するクレームで11・4億ドルの支払いを行った。また、アバンディアと呼ばれる薬に関する訴訟では解決金5億ドルを支払った。

2011年、GSKは2億5000万ドルを支払い、5500件の死亡・傷害請求を解決し、さらにアバンディアに関する将来の訴訟や和解のために64億ドルが必要になった。

2016年、GSKはカナダで620万ドルを支払った。

他にも事例はある。2012年、GSKは2種類の抗うつ剤について虚偽表示を行い、さらにアメリカの食品医薬品局（FDA）に対して糖尿病の薬に関する安全性を示したデータの報告を怠ったとして、連邦裁判所に対してその罪を認めた。GSKは子どものうつ病を治療するためにパキシルを違法に宣伝したと認め、30億ドルの支払いに合意したのだ。それはアメリカの歴史の中でももっとも大きな医療詐欺に関する合意だった。さらにGS

Kは米国司法省との間でも民事裁判の和解を成立させている。この30億ドルという賠償金には、他の6つの薬に関する不適切なマーケティング活動についての民事制裁金も含まれていた。

GSKはワクチン開発によって、世界でもっとも利益を得ている製薬会社の1つだ。そのため、世界各国でさまざまな問題が起きている。2010年、スウェーデンとフィンランドでH1N1型インフルエンザワクチンを接種した子どもからナルコレプシー（過眠性）の症状がいくつも報告されたが、安全性に関わるすべての問題が公表されたわけではなかった。私が知る限り、2009年12月までに供給された1000万回分のワクチンのうち、76もの深刻な有害事象が報告されているはずだが、それらが公表されることはなかった。

イギリスでは、GSKが開発したパンデムリックスワクチンによって1万6000もの人々が被害を受け、政府は患者に対して6000万ポンドを支払った。GSKはその賠償金を政府が支払うべきだと主張したのだ。

アイルランドではパンデミックが収束を迎えつつあり、インフルエンザの研究者や政府、医療業界、メディアが引き起こした大惨事が終わったことは明白だった。しかし、政府は人々にワクチンを接種するように促し続けた。アイルランド議会の議員であるクレア・ダリはパンデムリックスの事件のことを「回避可能であったはずの大惨事」と呼んだ。彼女は「ヘルス・サービス・エグゼクティブ（HSE）は、パンデムリックスの購入を決定し、これが危険で、テストされていないと知っていたにもかかわらず、配布を続けた」と報告した。

ほとんどのイギリス国民はパトリック・ヴァランスを知っているだろう。彼は新型コロナウイルスとの闘いを導いてきた。ヴァランスはイギリスの主席科学顧問であり、イギリスのコロナ対策とワクチン接種の計画を策定してきたキーパーソンの1人だ。

しかし、ヴァランスが2006年から2018年までGSKに従事していたと知っている人はどれだけいるだろうか？　彼はGSKを去るまで取締役と執行役員を務めていた。これまで私が述べてきた賠償金についてもヴァランスが幹部として働いていた頃の出来事だ。

よく聞いてほしい。この情報を周りの人に拡散してもらいたい。それは私たちが個人的にも集団的にも生き残るための助けになるのだ。

真実を知るたびに次々と疑念が湧いてくる。新しい気づきはさらなる疑念を生み出す。全体像を理解しようとするのは公園でブランコに乗りながらジグソーパズルをするくらい難しいことだ。

グレート・リセットの計画の中には、すべての宗教を「クリスラム」という1つの新しい世界宗教に統合するというものがある。

私が「国民を奴隷にするための大嘘（How they are lying to enslave us）」（123ページ参照）という動画でも話したように、キリスト教とイスラム教を1つに統合するというクリスラムはこれまで幾度と議論されてきたが、ここ最近、急速に進行しているようだ。

教会が開放されているのに礼拝が行われていないのは果たして偶然だろうか？　大聖堂が閉鎖されていて聖歌隊が活動を休止しているのは、新型コロナウイルスの影響で歌えなくなっているからではない。パリのノートルダム大聖堂が火災に見舞われ、同じ時期にナントの大聖堂でも同様の事件が起こったことは偶然ではないのだ。

新型コロナウイルスという作り話は歴史上もっとも重大な罪だ。もちろん、意味のわからない気候変動も同罪である。リサイクルという無意味な活動も、私たちをただ忙しくさせて、支配下に置くために導入されたものだ。それはマスクを着用するようになった現代の序章でもある。世界でもっとも本質的で、価値があり、希少で、消費することのできる、空になったヨーグルトの箱を新鮮な空気で浄化するためなら、人々はどんなことでも我慢するのだろう。

ゴミを6つのコンテナに分別するだけでは厳密にリサイクルすることはできない。ほとんどのイギリスのリサイクル品は中国でゴミとして処理されるだけだ。そして次にポーランドに行く。ごく最近ではトルコで処理されているようだ。さらに言えば、そのゴミは特別な施設で処理されるのではなく、道路の脇に捨てられるだけだ。もしあなたが家の近くでゴミを捨てたなら、それはポイ捨て、もしくは不法投棄と言われるだろう。同じことを外国でしたら、それは「リサイクル」と呼ばれるだけの話である。

ヨーロッパでは、欧州連合（ＥＵ）が率先して無意味なリサイクル活動を進めている。私たちを脅かし支配するための過程なのだ。ＥＵはアジェンダ21と国連の目標を達成するために何十年も取り組みを続けてきた。ブレグジットに反対し、節操なくＥＵを支持してきた人々が、今ではアジェンダ21の熱心な支持者として名乗りを上げているのは当然のことだ。

物事は急速に進行している。私たちがこの惨事を理解しないうちに、国連は私たちの考えなどお構いなしに世界政府や世界教会を構成しようとしているのだ。

すべての情報はインターネットで収集できる。私は必要なすべての手掛かりをあなたに教えよう。これは決して陰謀論ではなく確かな情報なのだ。

世界政府と世界教会は構成されつつある。そして気候変動はまったく意味のわからない嘘なのだ。

1991年、ローマクラブは『第一次地球革命』という本を刊行した。そこには世界を統一するために人間の共通の敵として「気候変動」が発明されたと書かれている。

若きグレタ氏はそれを知っているのだろうか？　チャールズ皇太子はきっと聞いたことさえないだろう。

しかし、真実は明るみに出ないのだ。

いわゆる気候変動キャンペーンは、グレート・リセットに向けて準備するための活動に過ぎない。そして新型コロナウイルスもその一環なのだ。

私たちの世界は混乱している。世界中の歴史がひっくり返され、ナショナル・アイデンティティは意図的に破壊された。十分な資金のある扇動者によって差別主義が確立されつつある。性別の選択は私たちが知る社会、過去、現在、未来のすべてを破壊している。人々は性別を示すために男であるか女であるか記載しなければならない。これらすべての問題について公的な規則に従わなければ、雇用されずに社会からのけ者のような扱いを受けることになるのだ。

3月のウサギのように、ひどく動揺して気が狂うほど落ち込む必要はない。

この嘘を見破った人はこれまでお伝えしたデマや次に何が起こるのかという恐怖に怒りを覚えるだろう。

個人的には、これまでの戦争のほうがまだマシだったように思える。身体的・精神的な健康被害はまだ軽かった。

不安や不眠は今や日常的なものだ。私は睡眠に問題を抱えているが孤独とは思わない。悪夢というのは、すでにいつもの夜の光景になっているのだ。

私はこの状況について研究し、熟考し、公民権や人権、自由、言論の自由を剝奪された怒りから起こる精神的な影響に対してどのように対処すればいいのか分析してきた。

だが、問題はない。私たちは少なくとも誰ひとりとして孤独ではないのだ。

世界中の何百万もの人々は同じように憤っている。いかなる理由があろうと、私たちはその憤りを市民としての基本的な権利を取り戻すために使わなければならないのだ。

そしてこの戦争に勝利したとき、私たちはこのような惨事が二度と起こらないように政治システム全体を変えなければならない。権力者たちは私たちの生活を奪うという計画を何十年もかけて企ててきたのだ。私たちも今から計画しておく必要がある。

この絶望に立ち向かう最善策は、私たち自身や歴史、人間性を守るためにでき得るすべてのことを行うことだ。

例えば、イギリスの法律では市民がお店に入るときにマスクを着用しなければならない。しかし、私がお伝えしてきたように、身体または精神に関わる正当な理由があればマスクを着用しなくてもよい。喘息や強い不安というのは明らかに容認されるべき理由である。

何度もお伝えしているように、マスクを着用しなくてもよい正当な理由があればマスクをせずに外出しても問題はない。しかし、可能ならば1人ではなく友人と外出するべきだろう。法律を免れるためにも、一緒に買い物ができて、マスクを着用しなくてもよい人が一緒だとよい。もちろん、法律を犯していいわけではない。法律は風のように変わってしまうのだから、日常生活に関わる法律は逐一確認しておく必要がある。

マスクを着用せざるを得ない場合もあるだろう。例えば、あなたの村に1つしかお店がなくて、マスクを着用しないと入店できないのであればやむを得ない。しかし、そのときは丁寧に抗議して、なぜマスクが無意味で危険なものであるのかを説明するとよいだろう。

もし仮に妻が入院することになって、病院に入る条件がマスク着用であれば、私はマスクを着用するだろう。今のところ、美容室、パブ、レストラン、スポーツジムは営業している。しかし、理学療法科などいくつかの病院の診療科はいまだ閉鎖している。当然、そこには悪い理由があるに違いない。

きちんと話をできる人や、あなたと同じように考える人を探してみてほしい。私たちは結束しなければならない。そして私たちには楽しくて心安らぐ読書や映画鑑賞のひとときが必要だ。昔からの、もしくは新しい趣味や気晴らしを楽しんでほしい。私たちは自分たちの人生を守り、大事にしていかなければならない。そうでなければ、この計画を企ててきた者たちの勝利に終わってしまうのだ。
もしあなたが孤独だと感じているのであれば、毎晩7時頃にぜひこのチャンネルに訪れてほしい。私たちは毎晩その時間帯に新しい動画を投稿している。もし新しい動画が見つからなければ、あれこれと探してみてほしい。権力者たちは動画を隠そうとするからだ。それでも動画が見つからなければ、私のホームページを見てもらえれば新しい動画をご覧いただけるだろう。

2020年7月30日

Chapter 22

我々は戦争捕虜である

政治家と心理学者が考えをひけらかしているのは、まさに賢さを競うゲームのようである。彼らは法律を変え、何の警告もせず、私たちをただ混乱に陥れているのだ。よく聞いてほしい。この夏、海外で休暇を過ごしてはいけない。わざわざスペインに飛び立っても2週間の隔離を受けるのであれば、代わりに国内旅行にすればよかったと後悔するだろう。

保守政権の中には、小児のアスピリン錠の服用を禁じるよう声を上げる者は誰もいなかった。彼らは親愛なる神から生を授かった存在などではなく、自分が被っている帽子の大きさよりも知能指数が低い愚か者のようである。多くの科学者や数学者、心理学者、そして狂人は、まるで長い間閉じ込められていた施設から出てきたばかりのようだ。そして当然あってはならないことだが、上流階級の若者が歯ブラシに歯磨き粉を付けたり、靴の紐を結んだりするほどごく当たり前の感覚で、私たちの世界を台無しにしているのだ。

チャールズ皇太子は気候変動やグレート・リセットを熱狂的に支持する変わり者だが、彼なら先ほど述べた「歯ブラシに歯磨き粉を付ける」という意味がよくわかるだろう。彼はいつも使いの者にすべてを行わせている。だから、ひとりでやれと言われたら、靴や天井に歯磨き粉を付けてしまうことになるだろう。もし彼が自ら靴紐を結んでいたら、自分で自分の首を絞めることになっていたと思う。ヨーロッパのある君主国で侍女として働いていたことがあるアーント・アガサ氏がよく使っていた格言を引用するならば、「王室の者ほど愚かな連中はいない」からだ。

未来の指導者が意図的に作り出している混沌は、スコットランドのニコラ・スタージョン首相によってさらに助長されている。スコットランドの状況はイングランドとはまた違うことがわかる。ウェールズの政治家の中にも愚か者がいたが、私は彼の名前など覚えていないし、正直言って詳しく調べるのも面倒だと思うほどの愚か者だ。

私は先日、イングランドでは常にマスクを着用していないと献血できないが、ウェールズではマスクを外さなければいけないということを知った。献血をしようと考える寛容なウェールズの方々は、もし献血をして顔が青ざめて気絶しそうになったら、すぐに発見できるようマスクを外していないといけないのだ。

ウェールズの話はイングランドの話よりもはるかに道理にかなうように思える。

私にはスコットランドの現在の法律がわからない。しかし賭けても構わないが、それはイングランドやウェールズの法律とは異なるものだろう。そして恐らく、あまりまともな法律ではないと思う。スコットランドの方々を怒らせてしまうかもしれないが、きっと献血者は顔を覆うようにタモシャンター（訳注：ベレー帽によく似たスコットランドの民族服に見られる帽子）を被るか、もしくはスタージョン首相が着用しているタータン模様のキルト生地のマスクを、顔を覆うように着用しなければならないという規則だろう。

この狂気に満ちたマインド・コントロールは実によくできている。

誰もこんな恐ろしく狂ったやり方はできないだろう。権力者たちが世界を支配しようとしている以上、私たちは真剣にこの問題と向き合わなければならない。しかし、正直なところ彼らを馬鹿にして笑うことはできない。

政府がでたらめなことを言っているという証拠はそこら中にあるのだ。権力者たちは市民をただ思い通りに支配しているだけだ。

ここでカタールの例を話そう。カタールは地球上でもっとも裕福な国の1つだ。政府が感染追跡アプリを導入したが、多くの低所得労働者はそのアプリをダウンロードするために新しい携帯電話を買う必要があり、借金までしなければならなくなった。

なぜ彼らはわざわざ携帯電話を買ってアプリをダウンロードしなければならなかったの

か。

答えは単純明快だ。公式アプリを携帯電話にダウンロードしなければ、最大5万5000ドルの罰金か懲役3年の刑に処されるからだ。

ある民間企業が開発したそのアプリは携帯電話のファイルへのアクセスだけでなくGPSとBluetoothの永久的な使用を要求するものだった。

警察は車の運転手をあからさまに止めて、指定の携帯電話を持っているか、要求されたアプリが起動しているか確認するようになった。

このことは、アプリ対応の携帯電話を持っていない市民たちにある問題を引き起こす。彼らは道すがら警察に捕まらないようにするため、家から一歩も出ないし、携帯ショップにさえ向かえない。携帯電話にアプリを入れていないだけで懲役3年になるからだ。


さて、イギリスの話に戻ろう。マスク着用は義務化されたにもかかわらず、地域社会を守るためにマスクをつけるべきだと主張する政治家や科学者がいまだ存在する。彼らはマスクを着用することで地域の英雄になろうとしているのだ。

しかし、マスク着用が役に立つという正当な理由はどこにも存在しない。

むしろマスク着用は有害無益ということが言えよう。私はすでにマスクについていくつかの動画で詳しくお伝えしてきたが、ここで別の科学的根拠をお伝えする。

何が嘘で何が犯罪なのか。マスクを着用することで健康的な人が新型コロナウイルス感染症のようなウイルスの感染を防げるという証拠はないのだ。

4月6日、世界保健機関（WHO）はマスクが役に立つという証拠がないと伝え、そのことを多くの医療専門家が報告した。

しかし、WHOは人々の集団心理を変化させるほど強い説得力を持たなかった。恐らく、変化は政治的なものなのだ。

2015年、BMJオープンにとある論文が掲載されていた。少し前にお伝えしたが、そこには布マスクが（控えめに言っても）呼吸器感染症を防ぐのに十分な役割を果たさないということが書かれていた。

それはニューサウスウェールズ大学による研究だった。ベトナムの医療従事者1607人を対象に、医療用マスク、一般的な布マスク、通常の医療用防護服をそれぞれ着用してもらったのだ。その結果、布製のマスクを着用している被験者は、対照群も含めて誰よりも感染率が高いことがわかった。また、どれだけの粒子がマスクを通り抜けるか検証したところ布マスクは97％も粒子を通過させたのだ。

これまで他の動画でもお伝えしたように、マスクを着用することでむしろ病気になったり、より悪化したりすることが証明されている。

ＢＢＣのファクトチェッカーに関する動画ではマスクが健康問題を引き起こすとお伝えした。血液中の酸素レベルが低くなりすぎる低酸素症は大変深刻な問題であり、見過ごすことはできないのだ。

もうおわかりだろう。マスクというのは有害無益なのだ。

唯一わかることは、私たちはただ政治的な理由でマスク着用を強いられているということだ。マスクは抑圧の一部である。

本来であれば、権力者の的を射ていない言動や一日何時間もマスク着用を強いる危険性に対して、医師が長い間、声を上げないということはないだろう。

では、なぜこれだけ多くの医師が沈黙を続けているのだろうか。

その理由は、恐れと心の弱さではないかと思う。

医師らは政府にとって致命的な新型コロナウイルスに関わる余計な意見を一切言わないように仕向けられているのだ。

これは本当に巧妙な国際的弾圧である。

もし医師が患者を守り、命を救うために勇気をもってその命令を無視して声を上げたら、すべての犯罪組織は何週間も前に解体されていただろう。

しかし医師らは「頭を下げろ」「事を荒立てるな」という哲学に力なく従った。もしくは別の不愉快な言い方をするならば、航海に関する自己防衛的な表現である「波風を立てるな」ということだ。

人々の生活が奪われたことを医療従事者らが受け入れたのは驚きでもあり、本当に悲しいことだった。

裏で何かよくないことが起こっていると知らなくても、医療従事者らは新型コロナウイルスに対するすべての行動が間違っていたことに気づくべきだった。

病院は閉鎖した。がん患者や他の深刻な障害を抱える人々は必要な治療を拒否されてしまっている。介護施設にいる何千もの人々がバカげた政治や管理によって殺されている。学校は閉鎖して何万もの子どもたちの生活が壊されてしまった。決して言いすぎではない。政府は私たちを洗脳して支配下に置き、公共医療への嘘の感情を作り出しているのだ。

医師や看護師らは真実を知っている。彼らは3つのずる賢い言葉や3つのフレーズから成るスローガンのことを知っていて、毎週の拍手運動（訳注：イギリスで行われていた医療従事者に対して毎週拍手を送ろうという運動のこと）に参加している。さらにすべての広告が人々を脅かし、国家的に服従心を抱かせようとしていることも知っているのだ。

医師と看護師らはスピンドクターが死亡率をできるだけ大袈裟《おおげさ》に伝えていることも知っ

ている。新型コロナウイルスの患者が死亡者リストに記載されているのだ。

これまで起こった事実が明るみに出れば、医療従事者らは困惑し面目を失うだろう。もしくは投獄されることになると思う。

良識のある人なら不必要だとわかると思うが、今こそ病院や診療所はソーシャルディスタンスを求めることなく、ただちに再開すべきだと主張するときだ。

マスメディアは、ここ3か月の間、奇妙な英雄たちを数多く取り上げてきたが、彼らの行動のほとんどがプロパガンダ活動の一環ではないかと思う。今こそ医療の専門家が称えられるべきだ。国は公共医療を元に戻す必要がある。それは本当の意味で正常に戻るための大きな一歩となるだろう。そうすることで、半ば公然の秘密である国連やビル・ゲイツ、彼が投資を続ける会社の計画を阻止することにつながるのだ。

こう言うのは心苦しいが、この事態に対して沈黙を貫いている医師や看護師らに対しては軽蔑の念を抱かざるを得ない。政治家や官僚に立ち向かわない彼らの心の弱さによって世界中の何万もの命が失われているのだ。そして日に日に状況は悪化し続けている。

「私はただ自分の仕事をしているだけ」とある医療従事者は言う。「私には守るべき家族がいるのだから」と。そのような話をこれまで聞いたことがあるだろうか？

今日、声を上げようとする医師はいない。もちろん、私たちを裏切ったのは医師らだけではない。大部分の職業の人々が同じことをしているのだ。

教師は愚かで非人道的なソーシャルディスタンスという規則を主張し、子どもたちを裏切り、責任を放棄した。秋に学校が再開したとき、教師は児童にマスク着用を要求するだろう。だが、マスクを着用したり、ソーシャルディスタンスというバカげた規則に従ったりすることを要求できる科学的な理由はどこにもないのだ。もし教師がきちんと科学的根拠に目を向ける努力さえすれば、この異常事態にすぐ気づくはずだ。

聖職者もまた私たちを裏切った。教会を閉鎖し、礼拝を行わないということは教区民や神を裏切るということを意味する。彼らの指導者は今、普遍的な世界宗教について交渉をしている最中だが、それはすべてのスポーツを1つに統合しようとしているようなものだ。もしサッカーやクリケット、ゴルフ、テニス、ホッケーといったスポーツが統合されると提言されたなら、誰もがおかしいと考えるだろう。それこそがトニー・ブレアと聖職者らによって生み出されている狂気なのだ。

休むことなく働き続けた郵便配達員や配達ドライバー、ゴミ収集作業員、店員、輸送労働者には敬意を払いたい。

ヘンリー・デイヴィッド・ソローは私が長く愛する著者の1人だ。ご存知の通り、彼は『ウォールデン　森の生活』の著者としてよく知られているが、私は彼のエッセイ『市民の反抗』を改めて読んでみて、現在の奇妙な状況に相応《ふさわ》しい多くの忠告を見つけた。

ここに引用しよう。「権利と同じくらい法律を重んじるのは望ましいことではない。我々の唯一の義務は、どんなときでも自分が正しいと思うことを行うことだ」。

次にこう続く。「法律が人を正しい道に導くのではない。むしろ、法を尊重することで、善良な人でさえ不実の代理人となるのだ」。

そして最後に「すべての人は革命の権利を知っている。専制政治やその無能さに耐えられなければ、政府に対する忠誠を拒否して抵抗できるという権利だ。しかし多くの人はその権利を発動するのは、今でないと言うのだ」と締めくくられる。

さあ、今こそ、そのときではないか。私たちは専制君主に立ち向かわなければならない。もし医師や看護師らが共に立ち上がってくれたなら……いや、彼らは立ち上がらなければならないのだ。彼らが真実を話してくれたら、人々は嘘を見破り、政府は倒れ、やがてこの闘いが終わるだろう。

手遅れになってしまわないうちに、今すぐ行動を起こすのだ。

2020年7月31日

ヴァーノン・コールマン（Vernon Coleman）

ドクター・ヴァーノン・コールマンは、あなたもよく知る「重大な危機」をはじめから疑問視していた。2020年の2月末にはすでに、自身のウェブサイト（www.vernoncoleman.com）で、「専門家チームが政府に助言するのは、あまりにも悲観的な行為であり、騒ぎを大きくしているように感じる」と述べていた。さらに、3月のはじめには、死亡率の数値がどのように、そして、なぜ歪められたかを説明した。3月14日には、政府の政策がこの病気そのものよりも多くの死者を生み出すと警告し、3月18日のユーチューブ動画では、政府が「危機」を利用して高齢者を虐げ、強制的にワクチンを打とうとしているのではないかという懸念について語った。

3月19日、英国の公衆衛生機関と危険病原体諮問委員会は、この〝危機的〟な感染症は、重大な影響を及ぼす感染症ではないと決定し、重要度が下げられた。しかし、感染の重要度が公式に下げられたわずか数日後、政府は警察に特別な新しい権力を与え、何百万もの人々を自宅軟禁下に置く緊急法案を発表した。元医師のドクター・コールマンは、『サンデー・タイムズ』のベストセラー作家でもある。彼の著書は英国で200万部以上売れ、25の言語に翻訳されて世界中で販売されている。また、彼は庶民院と貴族院に証拠を提示し、その活動は政府の方針を変えた。

田元明日菜（たもと あすな）

1989年生まれ。早稲田大学大学院文学研究科修了。訳書に『タオ・オブ・サウンド』（ヒカルランド）、『つのぶねのぼうけん』『すてきで偉大な女性たちが世界を変えた』（化学同人）、共訳書に『ノー・ディレクション・ホーム：ボブ・ディランの日々と音楽』（ポプラ社）などがある。

コロナとワクチン　歴史上最大の嘘と詐欺④
我々はもはや戦争捕虜である！

第一刷　２０２１年11月30日

著者　ヴァーノン・コールマン
訳者　田元明日菜

発行人　石井健資
発行所　株式会社ヒカルランド
〒162-0821　東京都新宿区津久戸町3-11　TH1ビル6F
電話　03-6265-0852　ファックス　03-6265-0853
http://www.hikaruland.co.jp　info@hikaruland.co.jp
振替　00180-8-496587

本文・カバー・製本　中央精版印刷株式会社
DTP　株式会社キャップス
編集担当　田元明日菜／伊藤愛子

ISBN978-4-86742-052-2

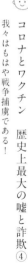

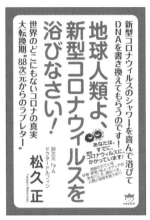

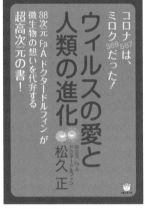

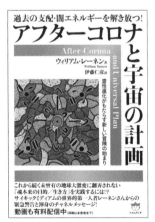

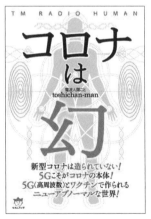